ALTER UND LEISTUNG

VON

ERNST JOKL

MIT EINEM GELEITWORT

VON

OBERBÜRGERMEISTER DR. W. KOLB UND PROFESSOR DR. C. DIEM

MIT 55 TEXTABBILDUNGEN

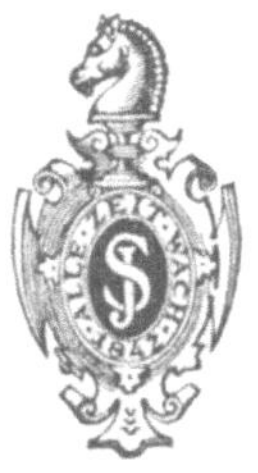

SPRINGER-VERLAG

BERLIN · GÖTTINGEN · HEIDELBERG

1954

ISBN 978-3-540-01820-9 ISBN 978-3-642-85555-9 (eBook)
DOI 10.1007/978-3-642-85555-9

BRÜHLSCHE UNIVERSITÄTSDRUCKEREI GIESSEN

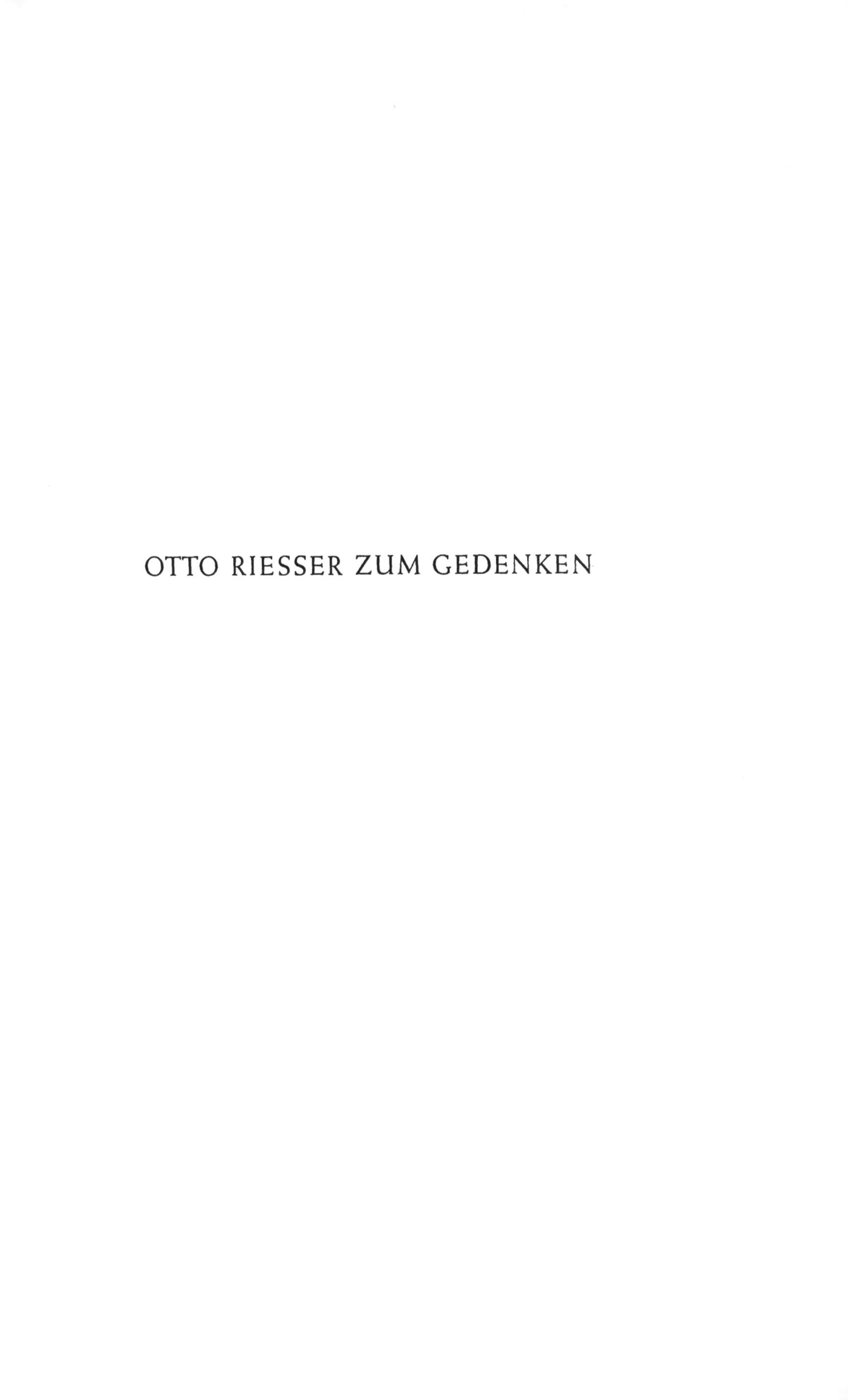

OTTO RIESSER ZUM GEDENKEN

„Turner werden nicht alt,
sie leben nur lange!“

Dr. Ferd. Goetz.

Zum Geleit.

Ich gebe diesem Buch, das in Zusammenarbeit mit dem Deutschen Turner-Bund entstanden ist, gern eine Einführung.

Das Altersturnen liegt mir besonders am Herzen. Wir, die wir der Jugend entwachsen sind, sind uns deutlich bewußt, in welchem Maße wir in unserer Alltagsarbeit, in der Pflege unserer Interessen, in der Verwirklichung unserer Ideen von der Gesundheit und Leistungsfähigkeit unseres Körpers abhängig sind.

Daß das Altersturnen Tausenden von Männern und Frauen hilft, Kraft und Frische bis ins hohe Alter zu erhalten, gewährt dem Deutschen Turner-Bund eine besondere Genugtuung.

Turner empfinden das Alter nicht als Last, sondern als Bereicherung und als Erfüllung ihres Lebens.

Die Ergebnisse der Untersuchungen gelegentlich des Bundesalterstreffens 1952 des Deutschen Turner-Bundes in Marburg, die Tbr. Jokl in seiner Arbeit darbietet, sind von größter sozialer, volksgesundheitlicher und volkswirtschaftlicher Bedeutung. Er hat als alter Turner und Wissenschaftler Tatsachen zutage gefördert, die vieles, was bisher erfahrungsgemäß als richtig erkannt war, in objektiver Weise bestätigen. Die Mitwirkung Tbr. Diems, eines Sachwalters der Leibesübungen von Weltruf, erhöht das Gewicht der Darlegungen.

Für die Zukunft stellt die Veröffentlichung eine Fülle von Anregungen dar, denen der Bundesvorstand des Deutschen Turner-Bundes seine besondere Aufmerksamkeit zuwendet.

Staat und Gemeinden, wie überhaupt alle Stellen und Organisationen, denen die soziale, gesundheitliche und wirtschaftliche Entwicklung des Deutschen Volkes fördernd oder verantwortlich anvertraut ist, sollten ihnen in gleicher Weise nachgehen.

So stellt sich diese Schrift als wertvoller Beitrag dar zur Frage der Überalterung des deutschen Volkes.

Indem ich Tbr. Jokl und Tbr. Diem für ihre Mühe den Dank des Deutschen Turner-Bundes ausspreche, gebe ich der Hoffnung Ausdruck, daß die von ihnen gegebenen Anregungen auf fruchtbaren Boden fallen zur weiteren Begründung, Ausgestaltung und Verbreiterung der turnerisch gestalteten Leibesübung zum Wohle von Volk, Staat und Vaterland.

Frankfurt am Main, im Februar 1953

Dr. Walter Kolb
Oberbürgermeister
Bundesvorsitzender des Deutschen Turner-Bundes

Geleitwort von Carl Diem.

Die Olympischen Spiele rücken den inneren Gehalt und die Wirkung des Sports auf Leib und Seele in helles Licht. Man wird ihre Ergebnisse daraufhin abzuprüfen haben, was die dort gezeigte Meisterschaft für die Leibesübung der Allgemeinheit aussagt.

Seit einigen Olympiaden ließen gewisse Frühleistungen aufhorchen. Noch lag uns des Aristoteles Warnung vor frühzeitiger sportlicher Anstrengung im Ohr (Politeia, VIII, 4). Bei den Olympischen Spielen des Jahres 1936 stellte ich daher die Geburtsdaten der Teilnehmer fest, um das Ergebnis dann nach dem Krieg von einem leider zu früh verstorbenen tüchtigen Studenten auswerten zu lassen. Überraschend waren die vielen frühen und noch überraschender die vielen späten Hochleistungen. Einmal darauf aufmerksam geworden, fand ich immer neue Beweise von der sich nach beiden Seiten erweiternden Altersbreite hohen körperlichen Könnens. Die Olympischen Spiele von 1948 und 1952 vermehrten den Anteil. Heute sehe ich hierin den wichtigsten Gewinn der Wirkungslehre, die dauernd zu überprüfen Aufgabe der Sportwissenschaft oder allgemein gesprochen der Anthropologie ist.

Ich habe daher der von Jokl unternommenen Forschung große Bedeutung beigemessen. Das Ergebnis hat dies bestätigt; sie faßt unser bisheriges Wissen zusammen und hebt es auf eine neue Stufe.

Wir sind dabei noch lange nicht am Ende der Erfahrungen.

Was Jokl heute schon als Alterswirkung festgestellt und was doch wie ein Fanfarenruf alle Menschen für ihre persönliche Lebensbahn und alle Staatsmänner für das Wohl des Volkes aufhorchen machen müßte, ist erst ein Bruchteil der Vorteile, die bei besserer Planung erreicht werden könnten.

Jokl zeigt auf, was vielseitige tüchtige Körperübung, wie sie in Durchschnittsturnvereinen gepflegt wird, für die zweite Lebenshälfte an Gesundheit, Glück und Arbeitsfrische beschert.

Dabei unterliegen dieser jetzt geübten Ausbildung noch zwei Mängel, deren Abhilfe eine unübersehbare Steigerung bedeuten würde: *erstens* haben diese alten Turner im allgemeinen keine wirklich durchgreifende körperliche Schulerziehung genossen, eine solche nämlich, die in jeder einzelnen Entwicklungsstufe, genau gezielt, gerade die Reize ausübt, deren im jeweiligen Zeitabschnitt Körper und ganzer Mensch benötigen, und zwar *alle* jene Reize, welche eine vielseitige Leibesübung, Licht, Luft und Wasser (Schwimmen) gewähren, und *zweitens* ist die Ausbildung in den Turnvereinen noch nicht auf der Höhe jener Organschulung, die unsere heutige Bewegungsbeschränkung des sich immer stärker mechanisierenden Daseins erfordert.

Die Bedeutung der Joklschen Ergebnisse beschränkt sich keinesfalls auf die Turnvereine. Was sich an den alten Turnern zeigt, könnte sich auch an alten Mitgliedern aller anderen Sportverbände erweisen, wenn sie ihren Sport mit nötiger Intensität weiter treiben, oder bei vielseitiger Übung verbleiben. Keine

Sportart für sich allein, wenn sie nicht mehr trainingsmäßig gepflegt wird, könnte allerdings das gleiche wie vielseitiges Turnen in seiner derzeitigen Form erreichen. Die Mitglieder der Turnvereine würden noch bessere gesundheitliche Ergebnisse erzielen, wenn sie sich nicht nur hohe Muskel- und Koordinationsforderungen, sondern auch hohe Organforderung stellten, wie sie tüchtige Laufübung, Bergsteigen, Skilauf, Ruderfahrten und Laufspiele mit sich bringen. All diese Übungsformen müßten im Alter fortgesetzt werden.

Im allgemeinen ist auch unter Beibehaltung einer Vorliebe für einen besonderen Sportzweig vielseitiges Hallenturnen für die erstrebte Altersfrische unersetzlich. Es gehört somit in das Programm jedweden Sportvereins, man schaltet heute solche Übungen beim Spitzenleistungs-Training ein.

Nachdem die Turnerei ihre Enge gegenüber dem Sport weitgehend aufgegeben hat, ist das gleiche im Sport dem Turnen gegenüber vonnöten.

Das vorliegende Buch enthält insofern geradezu ein Programm: den „Alterssportplan", wie Jokl sagt.

Richten wir nämlich uns auf dieses Ziel ein, so finden wir auch Fingerzeige für die Jugend. *Das Altersturnen fängt in der Jugend an, wenn es im Alter Jugend bescheren soll!*

Zweierlei ist vonnöten: zunächst einheitlich im ganzen deutschen Sport Zusatzübungen, also Erweiterung jeder Fachverbandsarbeit um Turnerisches und dann Schaffung von Übungsstätten, die die Jugend locken und das Alter nicht scheuen. Wir brauchen Spielplätze, Turnhallen, Schwimmbäder, und zwar mit jener Reinlichkeit, die der Alternde verlangt und die der Jugendliche als Lebenslehre aufnimmt.

Bedenken wir: man kann nicht ungestraft Auto fahren, Fahrstühle, Radioantennen, Fernsprecher, Schnellküchen bauen. Jede dieser Anlagen vermindert den Bewegungsumfang des täglichen Lebens und erfordert eine Kompensation.

Was vor 30 Jahren an Spielplätzen und Turnhallen genügt hat, kann heute nicht mehr zureichen.

Große Wandlungen rechtzeitig anzusetzen, erfordert gutes Beispiel von oben. Ich könnte mir vorstellen, daß unter Beiseitelassung aller Kompetenz-Konflikte der Turnerbund und die Sportfachverbände einerseits und Parlamente und Bundes- und Länderregierungen andererseits im bevorstehenden Bundessportplan die Jokl-Ergebnisse zum Anlaß nehmen, eine einheitliche Altersausrichtung von Turnen und Sport vorzunehmen, so wie sie auch für die Jugend erforderlich ist.

Dann würde einem solchen Streben die Tatkraft der eigentlichen Erziehungsträger, der Vereine, Gemeinden und Länder freudig entgegenkommen.

Wir hätten bald Gelegenheit uns „an Entwicklung wunderbarer Kräfte, an der Bildung Riesenschritten" (Goethe, Natürl. Tochter) zu erfreuen.

Carl Diem.

Inhaltsverzeichnis.

„Der wichtigste Schritt in der Entwicklung jeder Wissenschaft ist die Messung von Quantitaten. Wenn man seiner intellektuellen Neugierde damit Genüge tut, daß man beschreibt, was man beobachtet, kann man anderen Untersuchern zwar einen Dienst erweisen, indem man ihre Aufmerksamkeit auf neuartige Phanomene lenkt. Aber alle wirklichen Fortschritte unseres Wissens verdanken wir Untersuchern, die herausgefunden haben, wieviel von den entscheidenden Dingen vorhanden ist. Meßinstrumente sind in der Tat Symbole derjenigen Fachgebiete, denen sie dienen. Durch Meßinstrumente konnen allgemeine Beobachtungen quantitativ ausgedruckt werden. Der Astronom benutzt den Zirkel, der Chemiker die Waage und der Warmephysiker das Thermometer. Unsere gesamte Zivilisation kann symbolisch dargestellt werden durch einen Meßstab, eine Waage und eine Uhr."

James Clerk Maxwell "Theory of Heat"
Kap. IV, S. 74, London 1888.

Einleitung.

Alter und Altern sind relative Begriffe. Vor 100 Jahren betrug die durchschnittliche Lebenserwartung des Menschen in Deutschland nicht viel mehr als 40 Jahre, während z. Z. die 70. Jahresgrenze überschritten ist. Diese Verlängerung der Lebensdauer, die nur *einen* Ausdruck der elementaren Veränderung des menschlichen Entwicklungs- und Altersvorgangs in dieser Zeitperiode darstellt, hat die Zusammensetzung der Gesamtbevölkerung grundlegend verändert. Wir stehen inmitten einer Verschiebung, durch welche der proportionale Anteil der Älteren ansteigt. Im Augenblick ist z.B. die Anzahl von Personen über 65 Jahre genau so groß, wie die von Kindern im Alter von 5—15. In 50 Jahren wird dieses Verhältnis sich zu 7:1 verändert haben.

Nun ergibt sich aus diesem Älterwerden der Menschen eine gänzlich neuartige Situation, für die die Geschichte der Medizin und der Soziologie keine Parallele aufweist. Denn mit der Gesamtzunahme der Anzahl alter Menschen ist eine absolute und relative Zunahme der Anzahl lebensfroher, vitaler, gesunder und leistungsfähiger Menschen einhergegangen. Alter bedeutet nicht mehr Lebensverzicht. Es hat zwar seit jeher Einzelfälle gegeben, in denen alte Personen mit geistigen und körperlichen Sonderleistungen aufgewartet haben. *In dieser Arbeit wird jedoch die Beobachtung einer allgemeinen Hemmung oder Verzögerung des Alterns bei einer großen Gruppe von Menschen aufgezeigt.* Dieser Hemmungseffekt umfaßt wahrscheinlich alle drei Haupterscheinungen des Alterns, den Verfall der Körperform, das Absinken der Leistung und den Zeitpunkt des Auftretens der sog. Alterskrankheiten.

Die vorliegende Arbeit befaßt sich mit den Ergebnissen des Alterstreffens des Deutschen Turner-Bundes (DTB) in Marburg im Jahre 1952. Bei diesem Treffen nahmen über 1700 Turner und Turnerinnen bis zu 84 Jahren an Wettkämpfen an den Geräten, in der Leichtathletik und an Spielen teil. Die Umstände, unter denen ein solches Treffen stattfindet, die reichen Erfahrungen, die der DTB hinsichtlich ihrer Durchführung besitzt, machten es möglich, anhand der Ausschreibungen und der Aufzeichnungen über die einzelnen Leistungswertungen eine präzise Beurteilung der körperlichen Leistungsfähigkeit alter Menschen unter Bedingungen vorzunehmen, die der Realität des normalen Lebens entsprechen. Laboratoriumsversuchen zu dieser Frage haftet stets ein Element des Unnatürlichen an.

Mit 90 Jahren malte Tizian seine besten Bilder; Gilbert von Sempringham, der Gründer des nach ihm benannten kirchlichen Ordens in England, legte die Strecke von London nach Southampton und von Calais nach Rom im 100. Lebensjahr zu Fuß zurück. In Graubünden und im Engadin gibt es zahlreiche

Bergführer im Alter von 70 Jahren, die die höchsten Alpenspitzen besteigen. Die derartigen Leistungen zugrunde liegenden Körperfähigkeiten geben sich in ihrer Gesamtheit in Laboratoriumsversuchen nicht zu erkennen. Es fehlt im Experiment zumeist das treibende Element für alle menschlichen Errungenschaften, das ureigene Interesse an dem Problem, das bewältigt werden soll. Aus diesem Grunde kommt den Leistungsmessungen beim Turnfest eine besondere Bedeutung zu: Die Altersturner betrachteten die Anstrengungen der Wettkämpfe als Arbeit im Gewande der Freude.

Das Hauptergebnis der vorliegenden Untersuchung ist, daß bei Männern über 40 und bei Frauen über 32 für mindestens 2 Jahrzehnte hindurch der Trainingszustand die körperliche Leistungsfähigkeit nachdrücklicher bestimmt als das Alter. Ein 50—60jähriger Wetturner ist bewegungsmäßig einem untrainierten 30—40jährigen überlegen.

Die Sonderstellung der Altersturner drückt sich weiterhin dadurch aus, daß sie als Gruppe von den sogenannten Alterskrankheiten verschont sind. Diese Feststellung ist von großer Wichtigkeit, denn sie führt zur Frage nach der Wirkung regelmäßigen Turnens auf den Gesundheitszustand im Alter.

Die Ergebnisse der Marburger Untersuchung erlauben zwei Schlüsse. Einmal stellen sie ein Zeugnis der Bedeutung des Altersturnens für die Zufriedenheit, Leistungsfähigkeit und Vitalität der Turner dar. Zweitens weisen sie darauf hin, daß dem Altersturnen im Rahmen der öffentlichen Medizinal- und Sozialverwaltung ein Platz gebührt. Wenn es möglich ist, durch Körpertraining einen hohen Grad von Kraft und Stärke bis ins Alter zu erhalten, dann ist es angebracht, dem Altersturnen dieselbe Förderung wie dem Jugendturnen zukommen zu lassen. Zu den menschlichen Erwägungen, die einer solchen Förderung das Wort reden, kommen wirtschaftliche Berechnungen. Auf Grund von versicherungsstatistischen und national-ökonomischen Zahlen kann gezeigt werden, daß eine Herabminderung des Leistungsabfalls mit zunehmendem Alter, wie sie durch Training als sozialhygienisches Ziel für die Gesamtbevölkerung erreicht werden kann, zu einer erheblichen Entlastung des öffentlichen Ausgabeetats führen würde. Es wird daher vorgeschlagen, im Rahmen des vom Bundesinnenministerium vorbereiteten Bundessportplan einen Bundesaltersplan zur Ausführung gelangen zu lassen.

Aufbau der Arbeit.

Die Arbeit ist folgendermaßen aufgebaut: Sie beginnt mit einer Wiedergabe der Ausschreibungen für die Wettkämpfe beim Marburger Altersturnfest und geht über zu einer Schilderung der Methodik einer statistischen Auswertung von Massenerhebungen und ihrer Anwendung auf das spezielle Gebiet, mit dem sich diese Untersuchung befaßt. Es folgt eine Darstellung der Altersverteilung der Teilnehmer am Marburger Turnfest, die in Beziehung gesetzt wird zu bevölkerungsstatistischen Angaben für das Bundesgebiet. Zur Frage der Leistungsprüfungen wird ausgeführt, inwieweit Laboratoriumsversuche über Arbeitsfähigkeit etwas aussagen können, und der Schluß gezogen, daß zwecks Feststellung der tatsächlichen Leistungsverhältnisse die Gesamtsituation so gewählt werden muß, daß ein natürlicher Anreiz zur Bewältigung der Aufgabe gegeben ist. Diese Voraussetzung war beim Alterstreffen der Turner erfüllt.

Bei der Schilderung der Ergebnisse wird zunächst auf die außerordentliche Leistungshöhe der Gesamtgruppe der alten Turner hingewiesen. Es ist ersichtlich, daß bis zu 70 Jahren und darüber dem Training eine nachhaltigere Wirkung auf den Gesamtfunktionszustand des Individuums zukommt als den Jahren. Die Leistungen der 60jährigen Turner sind besser als die Leistungen untrainierter 40er. Die besten Altersturner und Turnerinnen überragen den Durchschnitt jugendlicher Männer und Frauen. Von besonderem Interesse ist das Ergebnis der Beurteilung der Bewegungs*qualität* mit zunehmendem Alter, wie sie anhand des Punktwertungssystems der Geräteübungen möglich ist. Dabei tritt eine überraschende Konstanz der Leistungen zu Tage, die beweist, daß gewohnte Bewegungsformen bis ins hohe Alter in optimaler Weise durchgeführt werden können. Diese Tatsache ist zwar durch Einzelbeobachtungen aus der Welt der Musik, der bildenden Kunst und des Handwerks bereits bekannt. Sie findet in den Resultaten der Untersuchung über das Altersturnen eine wissenschaftliche Bestätigung auf breiter Basis.

In weiteren Abschnitten werden die grundlegenden Entwicklungsverschiebungen im Wachstum und Lebensrhythmus geschildert, die sich insbesondere seit Beginn dieses Jahrhunderts eingestellt haben. Es wird gezeigt, daß Kinder zur Zeit mehr und schneller wachsen, daß dem rascheren Körperwachstum auch ein Funktionswandel zugeordnet ist, und daß die erhebliche Verlängerung der Lebensdauer, die sich im gleichen Zeitraum eingestellt hat, zu diesem Erscheinungskomplex gehört. Eine solche Schlußfolgerung wird auch durch eine Analyse der sportlichen Leistungsbreite bei jungen und alten Menschen gestützt.

Dem körperlichen Training kommt im Rahmen der geschilderten Entwicklungsverschiebungen eine Sonderfunktion zu. Der sich rascher entwickelnde Körper besitzt nämlich ein höheres Maß von „Plastizität", d.h. von Fähigkeit, sich an funktionelle Anforderungen anzupassen. Der Funktionsanpassungsreiz, von dem in der vorliegenden Arbeit die Rede ist, ist das Turnen.

Es ergibt sich schließlich die Frage, inwieweit die Ergebnisse dieser Anpassung über das rein Turnerische hinaus von Bedeutung sind. Zur Beantwortung wird auf die unterschiedliche Morbiditäts- und Mortalitätsstatistik eingegangen, die einen Vergleich der Befunde für die Allgemeinbevölkerung und für die Turner zeigt. *Diesen Unterschied aufzuzeigen und auf seine bisher nicht in Erwägung gezogene Bedeutung im Rahmen der klinischen Pathologie und Sozialhygiene hinzuweisen, ist eine Aufgabe dieser Arbeit.*

Schließlich wird auf die Rolle der funktionssteigernden und altershemmenden Wirkung des Turnens vom national-ökonomischen Standpunkt hingewiesen. Wenn die Vorteile dieser Wirkung, die die Altersturner aufzeigen, einer breiteren Bevölkerungsschicht zugänglich gemacht werden könnten, würde sich ein erheblicher menschlicher sowohl als auch wirtschaftlicher Gewinn für die Gemeinschaft ergeben.

Das 3. Alterstreffen des Deutschen Turner-Bundes vom 15.—17.8.1952 in Marburg a. d. Lahn.

An den Wettkämpfen beim Alterstreffen des Deutschen Turner-Bundes in Marburg im Jahre 1952 nahmen 1704 Turner und Turnerinnen im Alter von 40—84 Jahren teil. 40 Jahre ist das Mindesalter, das zur Teilnahme berechtigte[1].

[1] Für Frauenwettbewerbe s. S. 16.

Vom wissenschaftlichen Standpunkt schien dem Alterstreffen des DTB eine besondere Bedeutung zuzukommen. Werden doch hier Leistungsprüfungen an älteren Personen durchgeführt, die fast ausnahmslos seit ihrer Kindheit regelmäßig körperlich trainiert haben und deren turnerisches Übungsprogramm eine große Mannigfaltigkeit aufweist.

Aus diesem Grunde wurde in Zusammenarbeit mit dem Vorstand und der Geschäftsstelle des Deutschen Turner-Bundes eine Untersuchung durchgeführt, bei der die Ergebnisse des Marburger Treffens als Unterlagen dienten. Das Bundesministerium des Innern förderte die Forschungsarbeit durch eine finanzielle Zuwendung.

Ausschreibungen für die Wettkämpfe.

A. Altersstufe III. Jahrgänge 1908—1912 (40—44jährige).

a) *Neunkampf*, Wettkampf 1.

1. Reck-Pflichtübung, Reckhöhe 2,40 m. Mit Ristgriff, Schwungstemme, freier Felgüberschwung in den Hang, Riesenfelgenaufschwung, Stützkippe, Felge vorlings, vorwärts, Hocke (Abb. 1).

2. Reck-Kürübung.

3. Barren-Pflichtübung, Barrenhöhe 1,60 m. Aus dem Querstand vorlings am Ende des Barrens anspringen und Schwebekippe in den Stütz, Vorschwingen durch den Beugestütz mit Stützhüpfen vorwärts, Rückschwingen in den Oberarmstand, Rolle rückwärts, Kippe, Abwerfen rückwärts in den Oberarmhang, Schwungstemme vorwärts und Wende rechts, mit halber Drehung rechts in den Außenquerstand seitlings (Wendekehre). (Abb. 2).

4. Barren-Kürübung.

5. Seitpferd-Pflichtübung, Pferdhöhe 1,10 m. Mit Griff auf beiden Pauschen Einspreizen links, Kreisen des rechten Beines unter der rechten, linken und rechten Hand, Flankenschwung links rückwärts, Einspreizen rechts, Schere links, Vorschwingen rechts in den Schwebestütz rechts, Zurückschwingen rechts und Kreiskehre rechts (Abb. 3).

6. Langpferd-Pflichtsprung, Pferdhöhe 1,20 m, Reuterbrett. Grätsche mit Stütz auf dem Hals.

7. Kugelstoßen $7^1/_4$ kg. 0 Punkte = 1 m, 8 cm = 1 Punkt.

8. Weitsprung mit Anlauf. 0 Punkte = 1,20 m, 4 cm = 1 Punkt.

9. 75 m-Lauf. 0 Punkte = 14 sec, $^1/_{10}$ sec = 1 Punkt. Sieger ist, wer nach der 100 Punkte-Wertung mindestens 67 Punkte erreicht.

b) *Sechskampf*. Wettkampf 2. Die Übungen 1—6 wie unter a). Sieger ist, wer mindestens 45 Punkte erreicht.

c) *Volkstümlicher Dreikampf*. Wettkampf 3.

1. 100 m-Lauf. 0 Punkte = 17,5 sec.
2. Weitsprung mit Anlauf. 0 Punkte = 1,80 m.
3. Kugelstoßen, $7^1/_4$ kg. 0 Punkte = 2,20 m.

Sieger ist, wer mindestens 225 Punkte erreicht.

B. Altersstufe IV, Jahrgänge 1903—1907 (45—49jährige).

a) *Siebenkampf*. Wettkampf 4.

1. Reck-Pflichtübung. Reckhöhe 2,40 m. Mit Ristgriff Schwungkippe, Unterschwung, Schwungstemme in den freien Stütz, Felgüberschwung in den Hang, Felgaufschwung, Stützkippe, Felge vorlings, vorwärts, Wende (Abb. 4).

2. Barren-Pflichtübung, Barrenhöhe 1,60 m. Sprung in den Oberarmhang, Schwungstemme vorwärts, Rückschwingen in den Oberarmstand, Rolle vorwärts, Rolle rückwärts in den Stütz, Oberarmkippe, beim Vorschwung Kehre links mit halber Drehung links (Kehrwende) (Abb. 5).

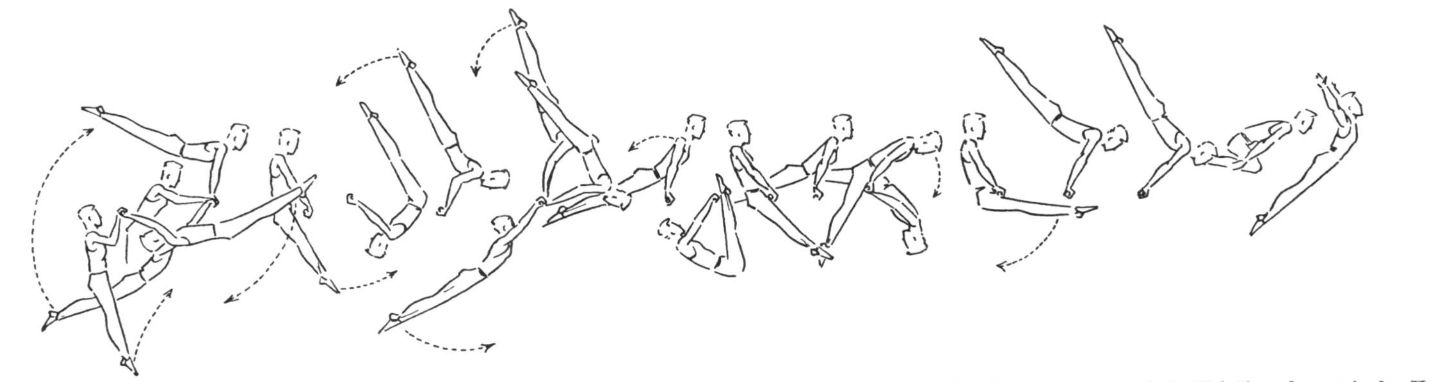

Abb. 1. Altersstufe III. Jahrgänge 1908—1912 (40—44jährige). Reck-Pflichtübung, Reckhohe 2,40 m. Mit Ristgriff, Schwungstemme, freier Felgüberschwung in den Hang, Riesenfelgenaufschwung, Stützkippe. Felge vorlings, vorwarts, Hocke.

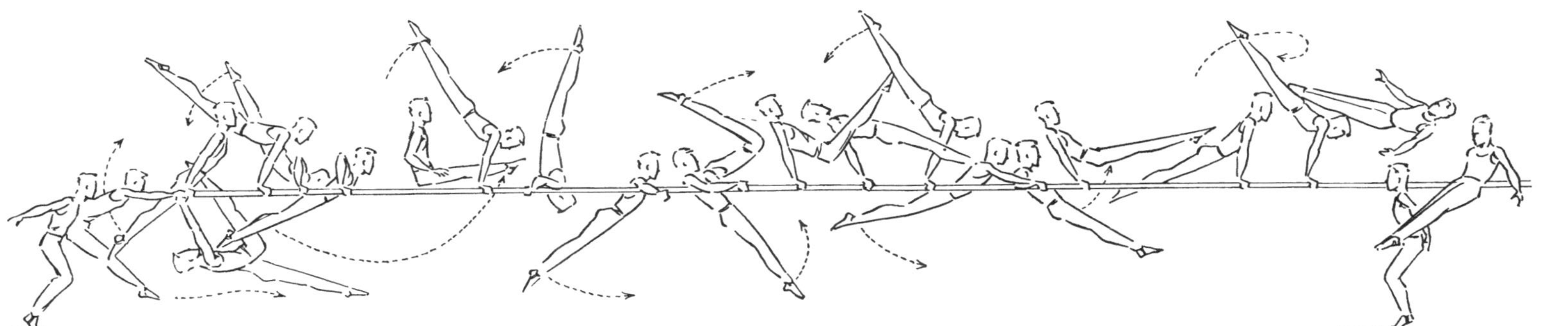

Abb. 2. Altersstufe III, Jahrgänge 1908—1912 (40—44jährige). Barren-Pflichtübung, Barrenhohe 1,60 m. Aus dem Querstand vorlings am Ende des Barrens anspringen und Schwebekippe in den Stutz, Vorschwingen durch den Beugestütz mit Stutzhüpfen vorwarts, Ruckschwingen in den Oberarmstand, Rolle rückwarts, Kippe Abwerfen ruckwärts in den Oberarmhang, Schwungstemme vorwärts und Wende rechts, mit halber Drehung rechts in den Außenquerstand seitlings (Wendekehre).

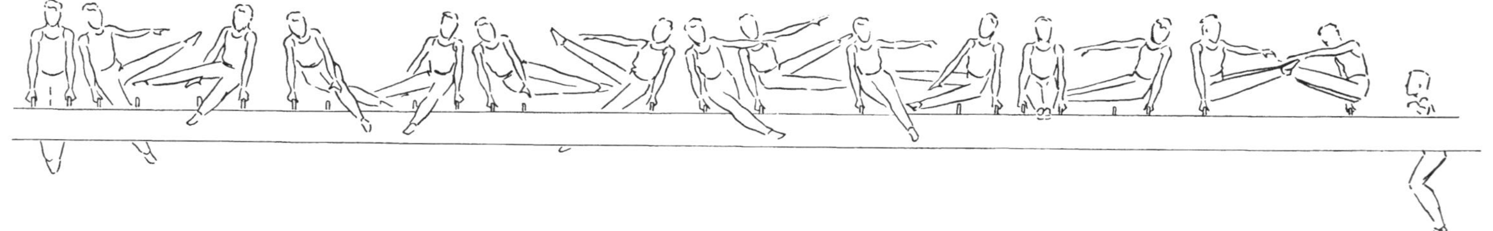

Abb. 3. Altersstufe III, Jahrgänge 1908—1912 (40—44jährige). Seitpferd-Pflichtübung, Pferdhöhe 1,10 m. Mit Griff auf beiden Pauschen Einspreizen links, Kreisen des rechten Beines unter der rechten, linken und rechten Hand, Flankenschwung links ruckwarts, Einspreizen rechts, Schere links, Vorschwingen rechts in den Schwebestutz rechts, Zurückschwingen rechts und Kreiskehre rechts.

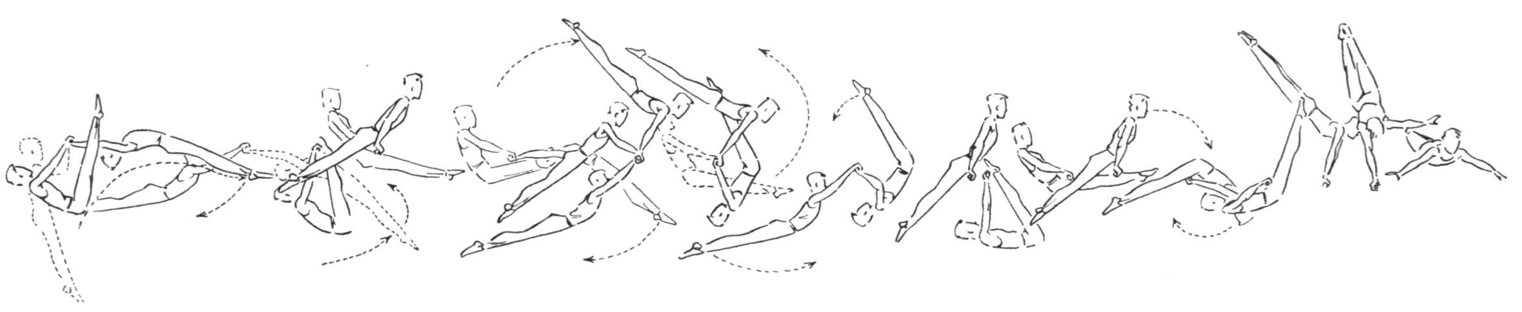

Abb. 4. Altersstufe IV, Jahrgänge 1903—1907 (45—49jährige). Reck-Pflichtübung. Reckhöhe 2,40 m. Mit Ristgriff Schwungkippe, Unterschwung, Schwungstemme in den freien Stutz, Felgüberschwung in den Hang, Felgaufschwung, Stützkippe, Felge vorlings, vorwärts, Wende.

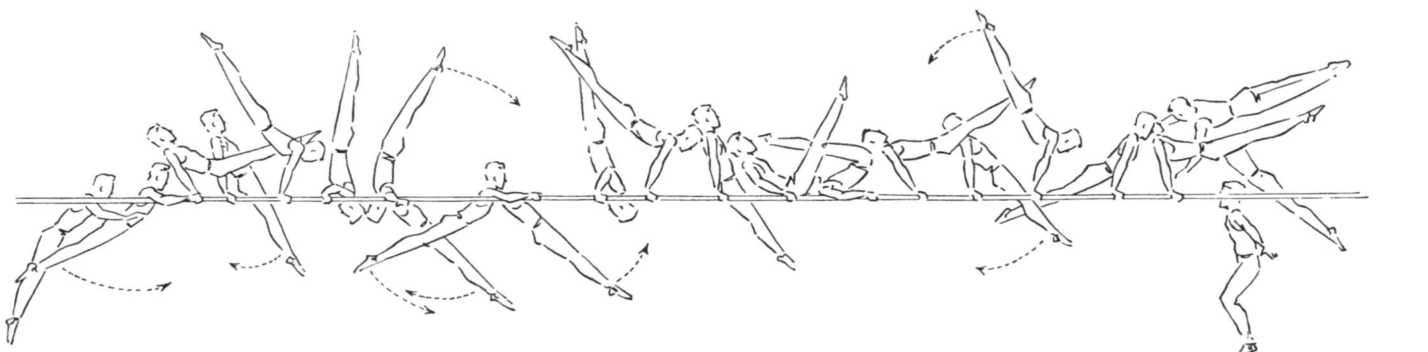

Abb. 5. Altersstufe IV, Jahrgange 1903—1907 (45—49jahrige). Barren-Pflichtübung, Barrenhohe 1,60 m. Sprung in den Oberarmhang, Schwungstemme vorwärts, Ruckschwingen in den Oberarmstand, Rolle vorwarts, Rolle ruckwarts in den Stutz, Oberarmkippe, beim Vorschwung Kehre links mit halber Drehung links (Kehrwende).

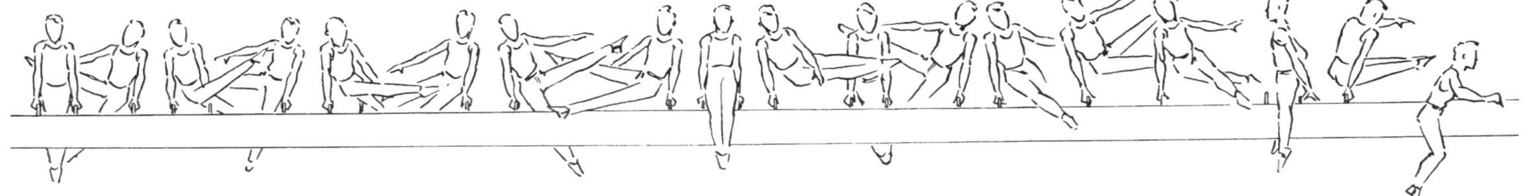

Abb. 6. Altersstufe IV, Jahrgänge 1903—1907 (45—49jährige). Seitpferd-Pflichtubung. Pferdhohe 1,10 m. Sprung in den Stutz, Ein- und Ausspreizen rechts, Kreisen des rechten Beines unter der linken und rechten Hand, Einspreizen links, Nachspreizen rechts, Schere links in den Reitsitz im Sattel, mit Stütz der rechten Hand kammgriffs auf der Hinterpausche und der linken Hand, Hand auf dem Kreuz, Kehre rechts uber das Kreuz.

3. Seitpferd-Pflichtübung. Pferdhöhe 1,10 m. Sprung in den Stütz, Ein- und Ausspreizen rechts, Kreisen des rechten Beines unter der linken und rechten Hand, Einspreizen links, Nachspreizen rechts, Schere links in den Reitsitz im Sattel, mit Stütz der rechten Hand kammgriffs auf der Hinterpausche und der linken Hand, Hand auf dem Kreuz, Kehre rechts über das Kreuz (Abb. 6).

4. Langpferd-Pflichtsprung. Pferdhöhe 1,30 m, ohne Pauschen, ohne Brett. Fechterkehre.

5. 50 m-Lauf. 0 Punkte = 13 sec.

6. Weitsprung mit Anlauf. 0 Punkte = 1 m.

7. Kugelstoßen $7^1/_4$ kg. 0 Punkte = 2,20 m.

Sieger ist, wer mindestens 52,5 Punkte erreicht.

b) *Vierkampf.* Wettkampf 5.

1. Reck-Pflichtübung.
2. Barren-Pflichtübung.
3. Seitpferd-Pflichtübung.
4. Langpferd-Pflichtübung.

Sämtliche Übungen wie unter B a) 1—4.

Sieger ist, wer mindestens 30 Punkte erreicht.

c) *Volkstümlicher Dreikampf.* Wettkampf 6.

1. 75 m-Lauf. 0 Punkte = 15 sec.
2. Weitsprung mit Anlauf. 0 Punkte = 1 m.
3. Kugelstoßen $7^1/_4$ kg. 0 Punkte = 2,60 m.

Sieger ist, wer mindestens 225 Punkte erreicht.

C. Altersstufe V, Jahrgänge 1898—1902 (50—54jährige).

a) *Sechskampf.* Wettkampf 7.

1. Reck-Pflichtübung. Reckhöhe 1,60 m. Aus dem Seitstand vorlings Laufkippe zum Stütz, Felgumschwung rückwärts, Senken in den Sturzhang mit Überspreizen rechts, Knieaufschwung vorwärts und sofort Nachspreizen links nach rechts zur Flanke nach rechts (Abb. 7).

2. Barren-Pflichtübung. Barrenhöhe 1,60. Aus dem Außenseitstand vorlings mit Griff auf dem entfernteren Holm Felgaufschwung in den Seitliegestütz vorlings, Einspreizen rechts und Vorschwingen in den Grätschsitz vor den Händen. Einschwingen in den Oberarmstand, Rolle vorwärts, Schwungstemme rückwärts, Vorschwingen, Kehre links mit halber Drehung links (Kehrwende, Abb. 8).

3. Seitpferd-Pflichtübung. Pferdhöhe 1,10 m. Sprung in den Stütz, Ein- und Ausspreizen rechts, Einspreizen links, Nachspreizen rechts, Flankenschwung links rückwärts, Einspreizen rechts, Schere links, Vorschwingen rechts in den Schwebestütz, Rückschwingen rechts und Kehre rechts über den Sattel (Abb. 9).

4. 50 m-Lauf. 0 Punkte = 12,3 sec.

5. Weitsprung a. d. St. m. Br. 0 Punkte = 40 cm.

6. Kugelstoßen $7^1/_4$ kg. 0 Punkte = 1,40 m.

Sieger ist, wer mindestens 45 Punkte erreicht.

b) *Vierkampf.* Wettkampf 6.

1. Reck-Pflichtübung.
2. Barren-Pflichtübung.
3. Seitpferd-Pflichtübung.
4. Langpferd-Pflichtsprung. Pferdhöhe 1,30 m ohne Pauschen, ohne Brett. Fechterkehre.

Die Übungen 1—3 wie die Übungen unter C a) 1—3.

Sieger ist, wer mindestens 30 Punkte erreicht.

c) *Volkstümlicher Dreikampf.* Wettkampf 8.

1. 75 m-Lauf. 0 Punkte = 15,0 sec.
2. Weitsprung a. d. St. m. Br. 0 Punkte = 0,60 m.
3. Kugelstoßen $7^1/_4$ kg. 0 Punkte = 2,20 m.

Sieger ist, wer mindestens 225 Punkte erreicht.

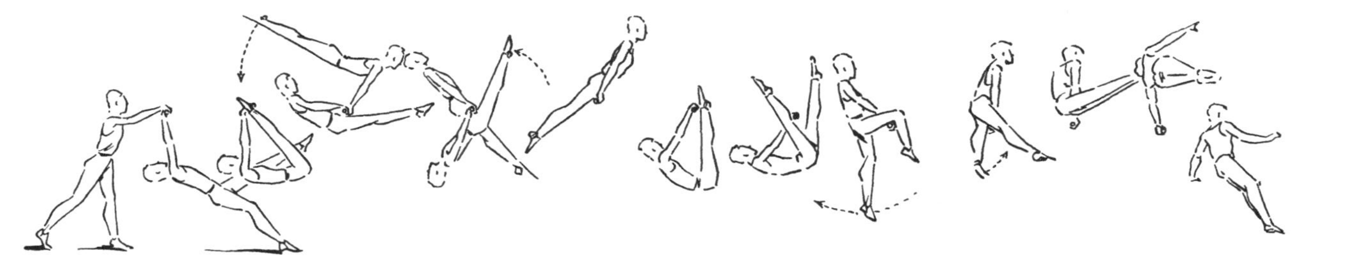

Abb. 7. Altersstufe V, Jahrgänge 1898—1902 (50—54jährige). Reck-Pflichtübung. Reckhohe 1,60 m. Aus dem Seitstand vorlings Laufkippe zum Stütz, Felgumschwung rückwärts, Senken in den Sturzhang mit Überspreizen rechts, Knieaufschwung vorwärts und sofort Nachspreizen links nach rechts zur Flanke nach rechts.

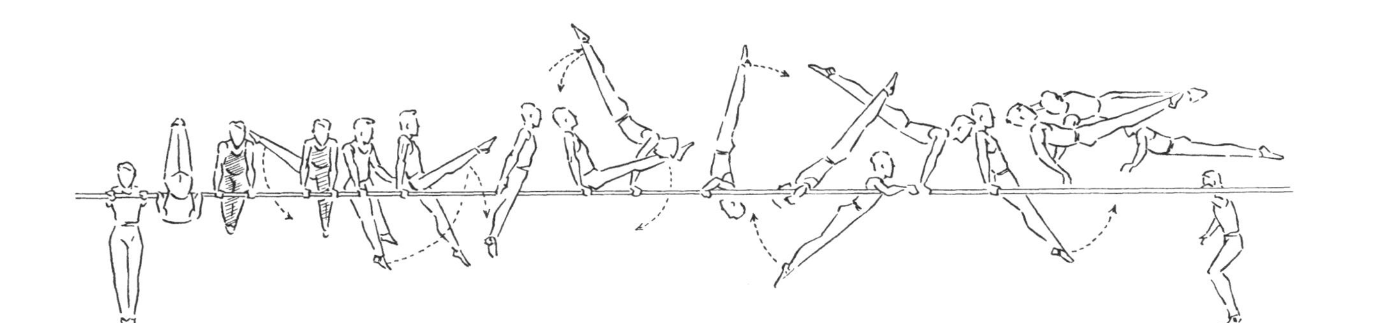

Abb. 8. Altersstufe V, Jahrgänge 1898—1902 (50—54jährige). Barren-Pflichtübung. Barrenhohe 1,60 m. Aus dem Außenseitstand vorlings mit Griff auf dem entfernteren Holm Felgaufschwung in den Seitliegestütz vorlings, Einspreizen rechts und Vorschwingen in den Grätschsitz vor den Handen. Einschwingen in den Oberarmstand, Rolle vorwärts, Schwungstemme ruckwarts, Vorschwingen, Kehre links mit halber Drehung links (Kehrwende).

Tabelle 1. *Wertungseinheiten für die Übungen im Volksturnen.*

Das bei den Wettkämpfen zur Anwendung gelangende Punktsystem wird durch diese Tabelle erläutert. Der Punktwertung des DTB entnommen. Stand vom 1. 4. 1951.

	Wertungs-Einheit (WE)	Lauf									Sprung						Stoß		Wurf					Hangeln
											Weitsprung		Dreisprung	Hochsprung		Stabhochsprung								
		50 m	75 m	100 m	200 m	400 m	1000 m	80 m Hürden	110 m Hürden	4×100 m Staffel	mit Anlauf	aus dem Stand		mit Anlauf	aus dem Stand		Kugel	Stein	Speer	Diskus	Schleuderball	Vollball	Schlagball	
Meß-Einheit (ME)	für Männer										4 cm		8 cm	1 cm		2 cm	10 cm	8 cm	50 cm	40 cm	40 cm			$^1/_{10}$ sec
	für Altersturner										4 cm	2 cm		1 cm	1 cm		8 cm	6 cm			40 cm			
	für männl. Jugend	$^1/_{10}$ sec	$^1/_{10}$ sec	$^1/_{10}$ sec	$^1/_{10}$ sec	$^1/_{10}$ sec	$^1/_{10}$ sec	$^1/_{10}$ sec	$^1/_{10}$ sec	$^1/_{10}$ sec	4 cm		8 cm	1 cm		2 cm	10 cm		50 cm	40 cm	40 cm		60 cm	
	für Frauen										4 cm			1 cm			10 cm		30 cm	30 cm	30 cm	20 cm	50 cm	
	für weibl. Jugend										4 cm			1 cm			10 cm		30 cm	30 cm	30 cm		40 cm	
Punkt-Einheit (PE)	für Männer		2 Pkt.	2 Pkt.	1 Pkt.	0,5 P.	0,1 P.		1 Pkt.	1,5 P.														
	für Altersturner	2 Pkt.	2 Pkt.																					
	für männl. Jugend	2 Pkt.	2 Pkt.	2 Pkt.	1 Pkt.	0,5 P.	0,1 P.		1 Pkt.	1,5 P.	1 Pkt.	1 Pkt.	1 Pkt.	1 Pkt.	1 Pkt.	1 Pkt.	1 Pkt.	1 Pkt.	1 Pkt.	1 Pkt.	1 Pkt.	1 Pkt.	1 Pkt.	1 Pkt.
	für Frauen		2 Pkt.	1,5 P.				1 Pkt.		1 Pkt.														
	für weibl. Jugend	2 Pkt.	2 Pkt.	1,5 P.				1 Pkt.		1 Pkt.														

Anmerkung: Die im unteren Teil der Tabelle angeführten Punktzahlen (Punkteinheiten) gelten für die 100-Punktwertung (100-PW).
Bei 10-Punktwertung sind diese Punktzahlen durch 10 zu dividieren, bei 1000-Punktwertung sind diese Punktzahlen mit 10 zu multiplizieren.
Beispiel: Bei 1000-Punktwertung: $^1/_{10}$ sec = 20 Punkte.
Bei 100-Punktwertung: $^1/_{10}$ sec = 2 Punkte.
Bei 10-Punktwertung: $^1/_{10}$ sec = 0,2 Punkte.

Tabelle 2. *Übersicht über die Nullpunktgrenzen für die Wertung der Übungen im Volksturnen.*

Auf Grund seiner jahrelangen Wettkampferfahrungen hat der Deutsche Turnerbund für die verschiedenen Altersgruppen der Frauen und Männer eine Staffelung der Ausgangspunkte oder Nullpunktgrenzen für die Beurteilung von Leistungen festgelegt. Ein genaues Studium der Zahlen, die in dieser Tabelle erscheinen, zeigt in eindrucksvoller Weise die Abhängigkeit der Leistung vom Alter und den Einfluß des Turnens auf die Leistungsfähigkeit im Alter. Der Punktwertung des DTB entnommen. Stand vom 1. 4. 1951.

Gruppe	Altersklasse	Leistungsstufe	Lauf in Sekunden									Sprung in Metern						Stoß in m		Wurf in Metern					Hangeln
			50 m	75 m	100 m	200 m	400 m	1000 m	80 m Hürden	110 m Hürden	4×100 m Staffel	Weitsprung mit Anlauf	Weitsprung aus dem Stand	Dreisprung	Hochsprung mit Anlauf	Hochsprung aus dem Stand	Stabhochsprung	Kugel	Stein	Speer	Diskus	Schleuderball	Vollball	Schlagball	
Männer	I	1			15,8	32,6	70,0	250		25,0	50,7	3,00		6,20	0,85		1,70	4,20	1,60	12,00	6,00	20,00			18,0
		2			16,3	33,6	72,0	260		26,0	51,4	2,60		5,40	0,75		1,50	3,20	0,80	7,00	2,00	16,00			18,0
		3			16,5	34,1	73,0	265		26,5	51,7	2,40		5,00	0,70		1,40	2,70	0,40	4,50	0,00	14,00			18,0
		4			16,8	34,6	74.0	270		27,0	52,0	2,20		4,60	0,65		1,30	2,20	0,00	2,00	0,00	12,00			18,0
	II 32-39 J.			14,3	17,0	35,1	75,0	275		27,5	52,0	2,00		4,20	0,60		1,20	1,70	0,00	0,00	0,00	10,00			18,0
Altersturner	III 40-44 J.			14,5								1,80			0,55			3,00	1,50			8,00			
	IV 45-49 J.			14,7								1,60			0,50			2,60	1,20			6,00			
	V 50-54 J.		11,8	15,0								1,40			0,45			2,20	0,90			4,00			
	VI 55-59 J.		12,3									1,00	0,70		0,35	0,05		1,40	0,30			0,00			
	VII 60 u. ält.		13,0									0,80	0,60		0,30	0,00		1,00	0,00			0,00			
männl. Jugend	Schüler B 11-12 J.		13,7	16,0								0,80			0,30									0,00	
	Schüler A 13-14 J.			15,5							60,0	1,20			0,40									12,00	
	Jugend B 15-16 J.			15,0	17,5						55,0	1,60			0,50			2,00						18,00	
	Jugend A 17-18 J.				17,3	35,6	76,0	280		28,0	53,0	1,80		3,80	0,55		1,20	1,50		0,00		8,00	0,00	24,00	
	Leichtathl. 17-18 J.				16,8	34,6	74,0	270		27,0	52,0	2,20		4,60	0,65		1,30	2,50		2,00	0,00	12,00		30,00	
Frauen	I	1		14,5	19,0				22,0		60,0	1,60			0,60			2,00		12,00	9,00	12,00	5,00	25,00	
		2		14,7	19,3				23,0		61,0	1,20			0,50			1,00		9,00	6,00	9,00	4,00	15,00	
		3		15,0	19,7				23,5		61,5	1,00			0,45			0,50		7,50	4,50	7,50	3,00	10,00	
	II 32 u. ält.			15,5	20,0				24,0		62,0	0,80			0,40			0,00		6,00	3,00	6,00	3,00	5,00	
weibl. Jugend	Schüler B 11-12 J.		14,0									0,00			0,20									0,00	
	Schüler A 13-14 J.		13,5	16,0								0,40			0,30									10,00	
	Jugend B 15-16 J.			15,5	20,0						62,0	0,80			0,40									16,00	
	Jugend A 17-18 J.			15,0	19,7				23,5		61,5	1,00			0,45			0,50		7,50	4,50	7,50		22,00	
	Leichtathl. 17-18 J.			14,7	19,3				23,0		61,0	1,20			0,50			1,00		9,00	6,00	9,00		24,00	

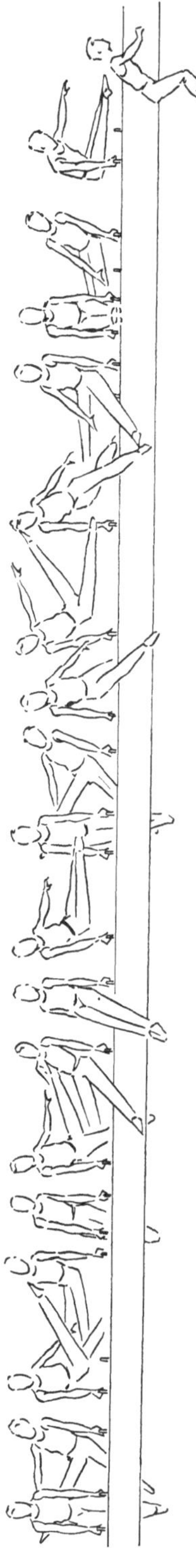

Abb. 9. Altersstufe V und VI, Jahrgänge 1893—1902 (50—59jährige). Seitpferd-Pflichtübung. Pferdhöhe 1,10 m. Sprung in den Stütz, Ein- und Ausspreizen rechts, Einspreizen links, Nachspreizen rechts, Flankenschwung links rückwärts, Einspreizen rechts, Schere links, Vorschwingen rechts in den Schwebestütz, Rückschwingen rechts und Kehre rechts über den Sattel.

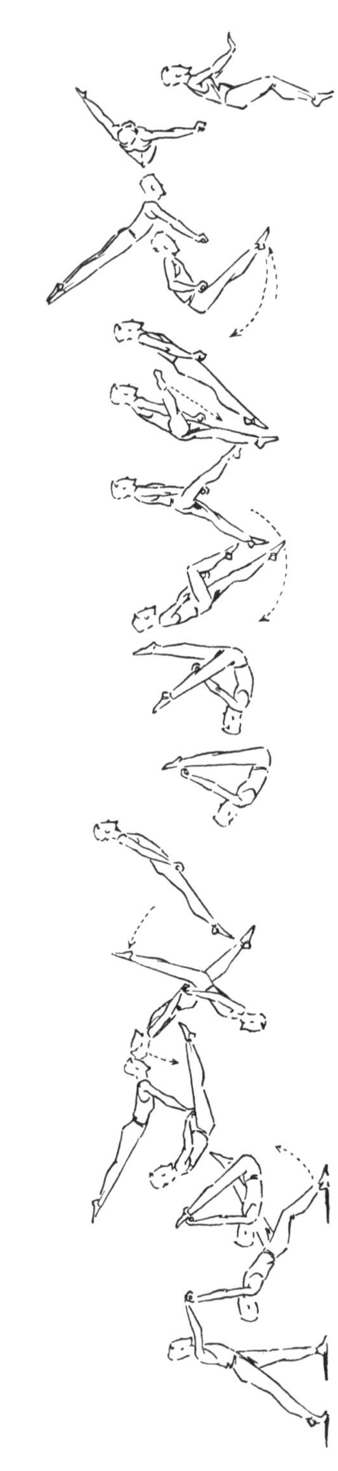

Abb. 10. Altersstufe VI, Jahrgänge 1893—1897 (55—59jährige). Reck-Pflichtübung. Reckhöhe 1,60 m. Aus dem Seitenstand vorlings Laufkippe zum Stütz, Felgumschwung rückwärts, Senken in den Sturzhang mit Überspreizen rechts, Knieaufschwung vorwärts, Zurückspreizen rechts, Flanke nach links.

D. Altersstufe VI, Jahrgänge 1893—1897 (55—59jährige).

a) *Sechskampf*. Wettkampf 10.

1. Reck-Pflichtübung. Reckhöhe 1,60 m. Aus dem Seitenstand vorlings Laufkippe zum Stütz, Felgumschwung rückwärts, Senken in den Sturzhang mit Überspreizen rechts, Knieaufschwung vorwärts, Zurückspreizen rechts, Flanke nach links (Abb. 10).

2. Barren-Pflichtübung. Barrenhöhe 1,60 m. Aus dem Außenseitstand vorlings mit Griff auf den entfernteren Holm Felgaufschwung in den Seitliegestütz vorlings, Einspreizen rechts und Vorschwingen in den Grätschsitz vor den Händen, Ein- und Rückschwingen, Vorschwingen mit flüchtigem Aufgrätschen, Einschwingen, Rückschwingen, Vorschwingen und Überspreizen rechts über den linken Holm mit Nachspreizen links in den Quersitz vor der linken Hand, Fechterflanke (Abb. 11).

3. Seitpferd-Pflichtübung. Pferdhöhe 1,10 m. Sprung in den Stütz, Ein- und Ausspreizen rechts, Einspreizen links, Nachspreizen rechts, Flankenschwung links rückwärts, Einspreizen rechts, Schere links, Vorschwingen rechts in den Schwebestütz, Rückschwingen rechts und Kehre rechts über den Sattel (Abb. 9).

4. 50 m-Lauf. 0 Punkte = 13,0 sec.

5. Weitsprung a. d. St. m. Br. 0 Punkte = 30 cm.

6. Kugelstoßen $7^1/_4$ kg. 0 Punkte = 1 m.

Sieger ist, wer mindestens 45 Punkte erreicht.

b) *Vierkampf*. Wettkampf 11.

1. Reck-Pflichtübung.
2. Barren-Pflichtübung.
3. Seitpferd-Pflichtübung.

Die Übungen 1—3 wie die Übungen unter B a) 1—3.

4. Langpferd-Pflichtsprung. Pferdhöhe 1,20 m ohne Pauschen, ohne Brett. Fechterkehre.

Sieger ist, wer mindestens 30 Punkte erreicht.

c) *Volkstümlicher Dreikampf*. Wettkampf 12.

1. 50 m-Lauf. 0 Punkte = 12,3 sec.
2. Weitsprung a. d. St. 0 Punkte = 0,40 m.
3. Kugelstoß. 0 Punkte = 1,40 m.

Sieger ist, wer mindestens 200 Punkte erreicht.

E. Altersstufe VII, Jahrgänge 1892 und früher geborene (60 Jahre und älter).

a) *Fünfkampf*. Wettkampf 13.

1. Reck-Pflichtübung. Reckhöhe 1,40 m. Mit Ristgriff, Felgaufschwung in den Stütz, Überspreizen rechts, Rückfallen in den Knieliegehang, Knieaufschwung, Umgreifen rechts zum Kammgriff, Spreizabsitzen mit halber Drehung rechts in den Stand, Unterschwung in den Stand (Abb. 12).

2. Barren-Pflichtubung. Barrenhöhe 1,20 m. Aus dem Innenquerstand (Barrenmitte) Sprung in den Stütz, Vor, Rück- und Vorschwingen mit Spreizen links über den linken Holmen, Schraubenspreizen rechts rückwärts mit halber Drehung rechts in den Außenquersitz vor der rechten Hand, Einschwingen, Rückschwingen, Vorschwingen zum Grätschsitz vor den Händen, Aufheben und Seitheben der Arme, eine Vierteldrehung links in den Quergrätschsitz, linke Hand Kammgriff, Spreizabsitzen mit $^1/_4$ Drehung links in den Außenquerstand seitlings (Abb. 13).

3. Langpferd-Pflichtsprung. Pferdehöhe 1,20 m ohne Pauschen, ohne Brett. Fechterkehre.

4. Weitsprung a. d. St. v. Br. 0 Punkte = 0,20 m.

5. Kugelstoßen $7^1/_4$ kg. 0 Punkte = 1 m.

Sieger ist, wer mindestens 37,5 Punkte erreicht.

b) *Geräte-Vierkampf* und Seitpferd-Pflicht. Wettkampf 14.

1—3 die Übungen wie unter E a) 1—3.

Sieger ist, wer mindestens 22,5 Punkte erreicht.

c) *Volkstümlicher Dreikampf*. Wettkampf 15.

1. Weitsprung a. d. St. v. Br. 0 Punkte = 0,30 m.
2. Kugelstoßen $7^1/_4$ kg. 0 Punkte = 1 m.
3. Vollballwurf $1^1/_2$ kg, zweihändig a. d. St. 0 Punkte = 1 m.

Sieger ist, wer mindestens 200 Punkte erreicht.

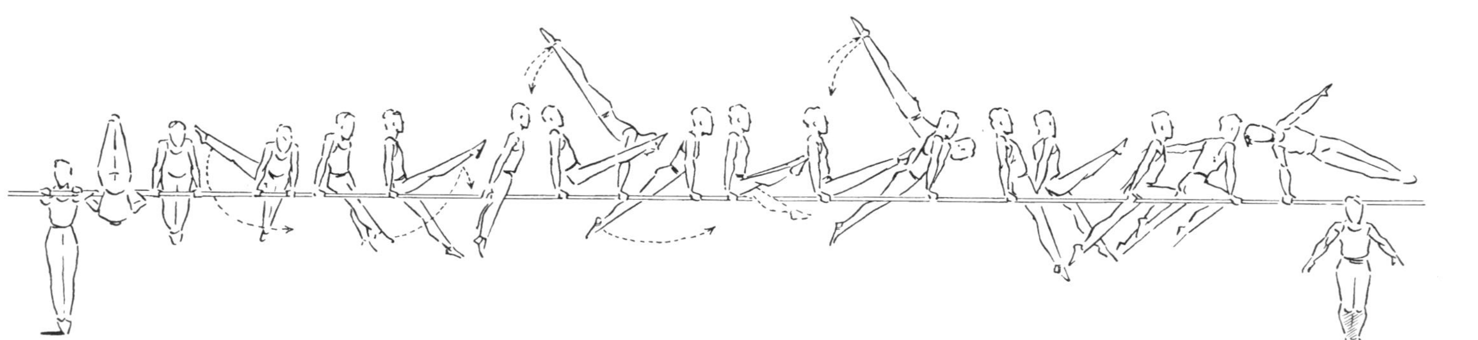

Abb. 11. Altersstufe VI, Jahrgänge 1893—1897 (55—59jährige). Barren-Pflichtübung. Barrenhöhe 1,60 m. Aus dem Außenseitstand vorlings mit Griff auf den entfernteren Holm Felgaufschwung in den Seitliegestütz vorlings, Einspreizen rechts und Vorschwingen in den Gratschsitz vor den Händen, Ein- und Rückschwingen, Vorschwingen mit flüchtigem Aufgratschen, Einschwingen, Rückschwingen, Vorschwingen und Überspreizen rechts über den linken Holm mit Nachspreizen links in den Quersitz vor der linken Hand, Fechterflanke.

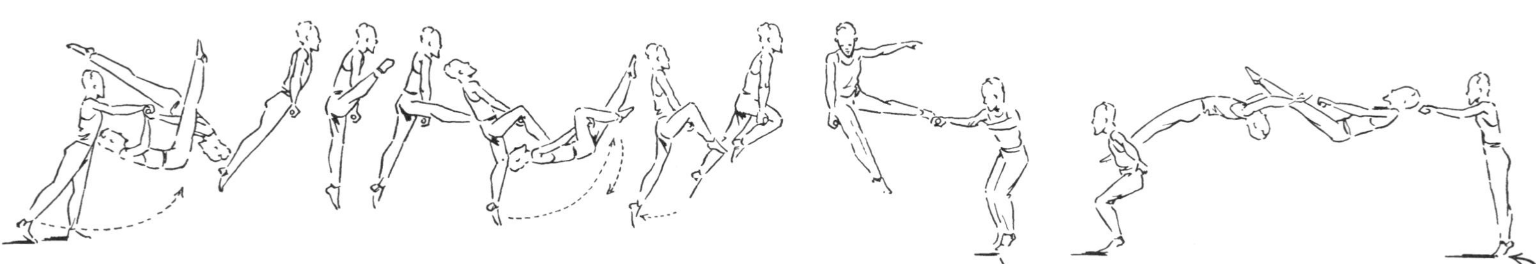

Abb. 12. Altersstufe VII, Jahrgänge 1892 und früher geborene (60 Jahre und älter). Reck-Pflichtübung. Reckhöhe 1,40 m. Mit Ristgriff, Felgaufschwung in den Stütz, Überspreizen rechts, Rückfallen in den Knieliegehang, Knieaufschwung, Umgreifen rechts zum Kammgriff, Spreizabsitzen mit halber Drehung rechts in den Stand, Unterschwung in den Stand.

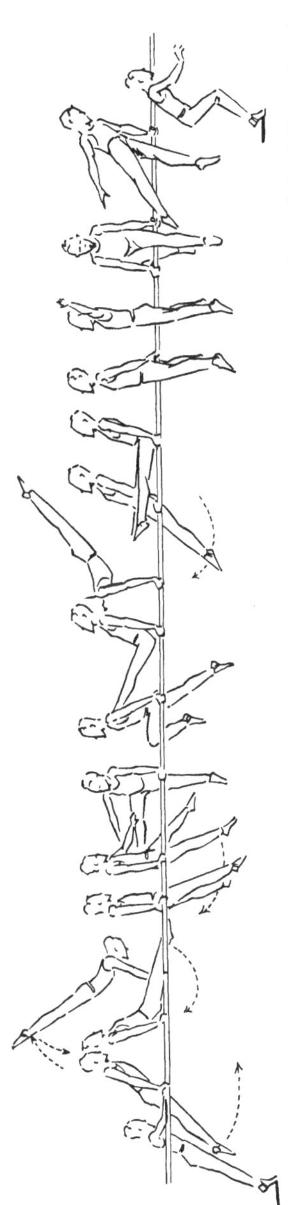

Abb. 13. Altersstufe VII, Jahrgänge 1892 und früher geborene (60 Jahre und älter). Barren-Pflichtübung. Barrenhöhe 1,20 m. Aus dem Innenquerstand (Barrenmitte) Sprung in den Stütz, Vor-, Rück- und Vorschwingen mit Spreizen links über den linken Holmen, Schraubenspreizen rechts rückwärts mit halber Drehung rechts in den Außenquersitz vor der rechten Hand, Einschwingen, Rückschwingen, Vorschwingen zum Grätschsitz vor den Händen, Aufheben und Seitheben der Arme, eine Vierteldrehung links in den Quergrätschsitz, linke Hand Kammgriff, Spreizabsitzen mit 1/4 Drehung links in den Außenquerstand seitlings.

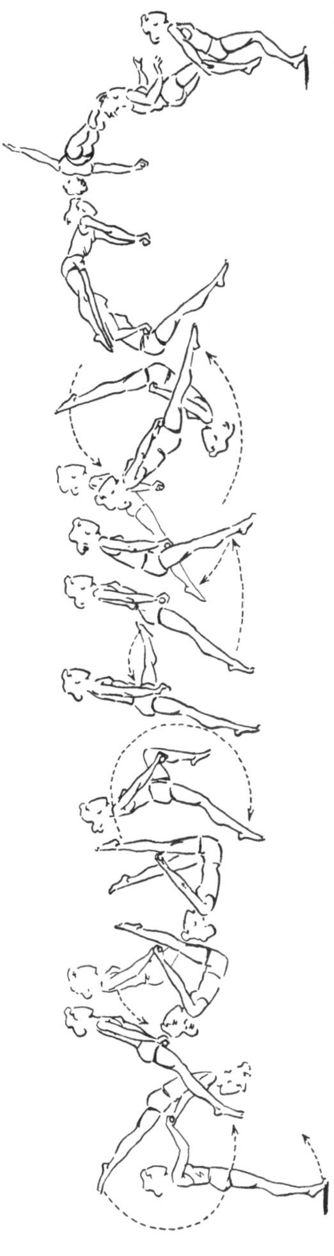

Abb. 14. Wettkämpfe der Turnerinnen, Jahrgang 1920 und früher. Reck 1,50 m. Pflicht: Aus dem Stand vorlings mit Ristgriff Felgaufschwung, Rückfallen in den Sturzhang und mit Unterspreizen links sofort Knieaufschwung links vorwärts, Rückspreizen links, leichtes Vor- und Rückschwingen der Beine und Felgumschwung rückwärts und sofort Flanke nach rechts in den Seitstand rücklings.

D. Gemischter Mehrkampf mit Schwimmen und Wasserspringen.

a) *Altersklassen III und IV.* Wettkampf 16.

1. Barren-Pflichtübung. Barrenhöhe 1,60 m. Sprung in den Oberarmhang, Schwungstemme vorwärts, Rückschwingen in den Oberarmstand, Rolle vorwärts, Rolle rückwärts in den Stütz, Oberarmkippe, beim Vorschwung Kehre links mit halber Drehung links (Kehrwende, Abb. 5).

2. Kugelstoßen 17,4 kg. 0 Punkte = 2.20 m.

3. 50 m-beliebig Schwimmen. 0 Punkte = 65 sec, 45 sec = 10 Punkte, 0,1 sec = 0,05 Punkte.

4. Kürsprung a. d. Schwierigkeitsgrad 1,3. (Fußsprung vorwärts gestreckt a. d. St. 3 m, Kopfsprung vorwärts gestreckt m. A. 3 m, Fußsprung rückwärts gestreckt 3 m, Kopfsprung vorwärts gehockt m. A. 3 m).

Sieger ist, wer mindestens 30 Punkte erreicht.

b) *Altersklassen V und VI.* Wettkampf 17.

1—4 wie die Übungen unter Fa).

Wertung für das 50 m-Schwimmen: 67 sec = 0 Punkte, 47 sec = 10 Punkte, 0,1 sec = 0,05 Punkte.

Sieger ist, wer mindestens 27 Punkte erreicht.

Ausschreibung der Frauen.

Wettkämpfe der Turnerinnen, Jahrgang 1920 und früher.

I. *Siebenkampf.* Wettkampf 18.

1. Reck 1,50 m. Pflicht: Aus dem Stand vorlings mit Ristgriff Felgaufschwung, Rückfallen in den Sturzhang und mit Unterspreizen links sofort Knieaufschwung links vorwärts, Rückspreizen links, leichtes Vor- und Rückschwingen der Beine und Felgumschwung rückwärts und sofort Flanke nach rechts in den Seitstand rücklings (Abb. 14).

Tabelle 3. *Wettkampfarten.*

Wett-kampf-Nr.	Altersstufe	Alter	Wettkampfart	
1	III	40—44	Neun-Kampf	Geräte-Leichtathletik
2	III	40—44	Sechs-Kampf	Geräte
3	III	40—44	Drei-Kampf	Leichtathletik
4	IV	45—49	Sieben-Kampf	Geräte — Leichtathletik
5	IV	45—49	Vier-Kampf	Geräte
6	IV	45—49	Drei-Kampf	Leichtathletik
7	V	50—54	Sechs-Kampf	Geräte — Leichtathletik
8	V	50—54	Vierkampf	Geräte
9	V	50—54	Drei-Kampf	Leichtathletik
10	VI	55—59	Sechs-Kampf	Geräte — Leichtathletik
11	VI	55—59	Vier-Kampf	Geräte
12	VI	55—59	Drei-Kampf	Leichtathletik
13	VII	60 u. älter	Fünf-Kampf	Geräte — Leichtathletik
14	VII	60 u. älter	Vier-Kampf	Geräte
15	VII	60 u. älter	Drei-Kampf	Leichtathletik
16	III u. IV	40—49	Gemischt-K.	Geräte — Leichtathletik — Schwimmen
17	V u. VI	50—59	Gemischt-K.	Geräte — Leichtathletik — Schwimmen
18		32 u. älter	Sieben-Kampf	Geräte — Leichtathletik
19		32 u. älter	Drei-Kampf	Leichtathletik

Wettkämpfe 18 und 19 für Frauen.

2. Pferd, seitgestellt, 1,15 m hoch, mit Reuterbrett, Pflichtsprung. Mit schrägem Anlauf und Absprung eines Beines Fechterflanke. (Die Fechterkehre wird über das schräggestellte Pferd ausgeführt.)
3. Barren, 1,40—1,60 m, Kür.
4. Gymnastik mit 1 Keule. Fläche 10×10 m, Höchstdauer 60 sec, Kür.
5. 75 m-Lauf: 16,00 sec = 0 Punkte, 11,00 sec = 10 Punkte.
6. Weitsprung mit Anlauf: 0,40 m = 0 Punkte, 4,40 = 10 Punkte.
7. Kugelstoßen (4 kg): 0,00 m = 0 Punkte, 10,00 m = 10 Punkte.

II. *Dreikampf.* Wettkampf 19.

1. 75 m-Lauf: 15,5 sec = 0 Punkte, 10,5 sec = 100 Punkte.
2. Weitsprung mit Anlauf: 0,80 m = 0 Punkte, 4,80 m = 100 Punkte.
3. Kugelstoßen (4 kg): 0,00 m = 0 Punkte, 10,00 m = 100 Punkte.

Methodik.

Die Wettkampfarten wurden mit Hilfe des Lochkartenverfahrens bearbeitet.

Grundlagen des Lochkartenverfahrens.

Die Auswertungen statistischer Massenerhebungen sind grundsätzlich mit Schwierigkeiten verbunden. Einmal erfordert eine solche Aufgabe Arbeitskräfte und Zeit; zum anderen ist die Möglichkeit, daß Rechenfehler unterlaufen, groß. Die Auswertung der amerikanischen Volkszählung im Jahre 1880, die sich über 7 Jahre erstreckte, regte den Ingenieur Dr. HERMANN HOLLERITH an, die erste brauchbare elektrische Zählmaschine zu konstruieren. Er verwandte vorgedruckte Zählblättchen, auf denen die zutreffenden Angaben mit Bleistift angehakt wurden. HOLLERITH hatte die originelle Idee, die angehakten Stellen durchlochen zu lassen und bekam so ein Steuerungselement für die maschinelle Auswertung von Befunden. In einer eigens für diesen Zweck gebauten Maschine wurden durch die Markierungslöcher Stromstöße zu Zählwerken geleitet, die auf diese Weise in Tätigkeit versetzt wurden. Durch das Hollerithverfahren in seiner ursprünglichen Form konnten bereits die Auswertungen der nächsten amerikanischen Volkszählung um ein Vielfaches schneller durchgeführt werden. Dazu kam, daß das Resultat an Genauigkeit nichts zu wünschen übrigließ. Es trat in der Folgezeit eine rasche technische Entwicklung und Erweiterung des Hollerithverfahrens ein. Heute steht ein gut durchdachtes und technisch einwandfreies Maschinensystem zur Verfügung.

Die ursprüngliche Bezeichnung „statistische Maschine“ weist darauf hin, daß die Statistik als Hauptanwendungsgebiet gedacht war. Im Laufe der Zeit sind jedoch zusätzliche Verwendungsmöglichkeiten für das Hollerithverfahren geschaffen worden, und zwar insbesondere in der Wissenschaft, im Handel und im Finanzwesen. Das Gebiet der Statistik selbst hat sich durch die Möglichkeit der maschinellen Auswertung außerordentlich vergrößert. In neuester Zeit ist eine auf elektronischen Grundlagen konstruierte Spezialmaschine eingeführt worden, mit der es möglich ist, schneller als bisher und unter Anwendung mannigfaltiger arithmetischer Methoden zu statistischen Ergebnissen zu gelangen. Durch

3. Alterstreffen
des Deutschen Turner-Bundes
Marburg a. d. Lahn

Wettkampf Nr. 1 2

Neunkampf Altersstufe III (1908 – 1912)

Bimmel (Familienname) Wilhelm (Vorname)

Turngemeinde 1893 Ffm.-Schwanheim (Verein)

07 Hessen (Landesturnverband) Geburtsj. 1911

Übung		Kampfrichter I	Kampfrichter II	Durchschn. Punkte
Reck Pflicht		9	9	9 1
Reck Kür		8,5	9	8,75 2
Barren Pflicht		9	9	9 1
Barren Kür		9	9	9 1
Seitpferd Pflicht		9,5	9,5	9,5 1
Pferdsprung	I Versuch	9	9	9 1
	II Versuch	9	9	
75-m-Lauf Zeit		10,0		9,4
Weitsprung	4,50 2	— 3	5,05 1	8,6
Kugelstoßen	9,32 3	9,69 1	9,42 2	8,8
Gesamtpunkte				81,05
Rang Nr.				2

Riege Nr. 3 — 4 (Nr. des Wettkämpfers)

Die Richtigkeit bescheinigt

gez S. Babion (Riegenführer) gez W. Bimmel (Wettkämpfer)

Abb. 15. Original-Wettkampfkarte, die als Unterlage für die statistische Bearbeitung diente. Tab. 4 stellt eine verbesserte Eintragungsform dar, welche eine direkte Verschlüsselung für die Hollerithbearbeitung ermöglicht (s. S. 19).

Kombination verschiedener Arbeitsgänge können statistische Auswertungen ohne Zwischenschaltung von anderen Maschinen oder manuellen Arbeiten durchgeführt werden.

Während die ersten Maschinen reine Zählarbeit leisteten, ist es heute möglich, Zahlen zu addieren, subtrahieren, multiplizieren und dividieren und gleichzeitig einzelne Posten und Summen durch ein Schreibwerk auf Listen zu registrieren. Weiter können mittels einer Sondervorrichtung die Lochkarten nach bestimmten Gesichtspunkten sortiert, gemischt und gruppiert werden. Eine Vergleichseinrichtung läßt die gruppenweise Aufrechnung von Lochkarten in dreifacher Gliederung zur Kontrolle auf die Richtigkeit bereits durchgeführter Arbeitsgänge zu. Eine Stanzmaschine dient zur Lochung und Vervielfältigung der Karten und zur zusätzlichen Markierung. In einer Stunde können 9000 Lochkarten analysiert und die Resultate tabelliert werden. Diese Mannigfaltigkeit der Anwendungsmöglichkeiten sowie die Genauigkeit und Schnelligkeit der Arbeitsweise der Maschine macht die Entdeckung von Dr. Hollerith zu einem Grundstein einer methodischen Entwicklung, der zahlreiche Wissenschaftler und Techniker viel verdanken.

Lochkarte.

Der Ausgangspunkt des Hollerithverfahrens ist die Lochkarte. Sie ist in ihrer Größe genormt und in 80 waagerechte Spalten mit Zahlen 0—9 (siehe Ordinatenrand) eingeteilt (Abb. 16. S. 20).

Die Lochkarte entspricht einer „Erhebungseinheit", welche folgendermaßen definiert wird:

„Die Erhebungseinheiten sind die Einzelelemente, die der statistischen Erforschung unterworfen werden. Je nach der Erhebung kann die Erhebungseinheit eine Person, ein Zahlenvorgang, ein Ereignis oder sonst ein Begriff sein." In jede Lochkarte werden nun die Angaben der zu analysierenden Erhebungseinheit eingelocht. Man unterscheidet zwischen Sortiermerkmalen und Addiergrößen. Unter den Sortiermerkmalen versteht man die Gesamtheit der nach einem bestimmten Gesichtspunkt gebildeten Gruppen innerhalb der statistischen Masse; sie sind teils von vornherein durch Zahlen ausgedrückt (z.B. Jahre und Monate), teils müssen sie erst für die Ablochung in Zahlen ausgedrückt, „geschlüsselt" werden. Die Addiergrößen selbst sind stets Zahlen, deren Ablochung kein Problem ist. Somit weist eine Lochkarte, die einer statistischen Erhebung dienen soll, grundsätzlich stets folgende Felder auf:

1. Felder mit Sortiermerkmalen
2. Felder mit Addiergrößen
3. Felder für Ordnungsbegriffe.

Ich illustriere an Hand der Wettkampfkarte für den Neunkampf der Altersstufe 40—44 (Abb. 15. S. 17).

Grundsätzliches zur Frage der Eintragung.

Auf dieser Karte wurden die den Landesverbänden, Wettkampfnummern und Geburtsjahrgängen entsprechenden Zahlen als *Sortiermerkmale* eingesetzt; die Leistungsergebnisse im Weitsprung, Kugelstoßen und 75 m-Lauf als *Addiergrößen*; und die laufenden Nummern sowie der Siegerrang als *Ordnungsgrößen.*

Zunächst fertigt man eine Liste aller Angaben an, die in die Lochkarte aufgenommen werden sollen. Auf Grund dieser Übersicht wird ein Kartenkopf festgelegt, d. h., die Karte wird in bestimmte Feldergruppen eingeteilt. In die so vorbereitete Karte können nun die Angaben von den Belegen eingelocht werden, d. h. im vorliegenden Fall von den Wettkampfkarten. Für den weiteren Arbeitsgang dient die Lochkarte als Materialquelle. Die eingelochten Angaben können wie das Negativ einer Fotographie immer wieder reproduziert werden, obgleich sie dem Negativ einer Fotographie überlegen sind, da ihre Einzelkomponenten separat manipuliert werden können.

Zahlenmäßige Erfassung der Einzelposten.

Wie die in Abb. 16 dargestellte Hollerithkarte zeigt, wurden die verschiedenen Einzelposten durch Einlochung übertragen. Es ergibt sich also die Notwendigkeit, die Prinzipien, die der Einlochung zugrunde gelegt wurden, darzustellen. Die Aufgabe bestand darin, aus der Vielzahl der Teilnehmer, Wettkämpfe, Altersgruppen, der Resultate der Männer und der Frauen und aus vielen anderen Einzelfaktoren ein Schlüssel-Dokument zusammenzustellen, welches Berechnungen, Vergleiche und Korrelationbestimmungen zuläßt.

Zur Erläuterung gehe ich auf jeden einzelnen Registrationsposten der Hollerithkarte ein, von links nach rechts fortschreitend (siehe Abb. 16. S. 20).

Tabelle 4. *Form der Wettkampfkarte, welche eine direkte Verschlüsselung für die Hollerithbearbeitung ermöglicht.*

Wettkampf Nr.	1
Nr.	395
Geburts-jahrg.	

Name ....

Vorname ....

Landesturnverband ....

Verein ....

Übung	Kampfrichter I	Kampfrichter II	Punkte
Reck Pflicht			
Reck Kür			
Barren Pflicht			
Barren Kür			
Seitpferd Pflicht			
Pferdspr. 1. Vers.			
Pferdspr. 2. Vers.			

	1. V.	2. V.	3. V.	Bestl.	Pkt.
75 m Lauf					
Weitsprung					
Kugelstoß					

Gesamtpunkte	
Rang Nr.	

Riege Nr. .... Nr. des Wettk.

Die Richtigkeit bescheinigt:

.... Riegenführer .... Wettkämpfer

Numerische Einordnung der Wettkämpfe.

Wie aus den Ausschreibungen hervorgeht, wurden 19 Einzelwettkämpfe durchgeführt. Zum Zwecke der Hollerithmarkierung wurden daher 2 Dezimalstellen der Karte mit den Zahlen 1—19 gekennzeichnet. Da nur Wettkämpfe 18 und 19 den Frauen vorbehalten waren, konnte auf eine separate Tabulierung des Geschlechts der Teilnehmer verzichtet werden. Auf diese Weise wurde eine Markierungssäule der Karte gespart.

Diese Feststellung führt zu einer grundsätzlich wichtigen Erwägung, nämlich zu der Frage der bestmöglichen Ausnutzung aller Zahlenspalten der Lochkarte. Wie aus Abb. 16 ersichtlich ist, wurde jede der 80 auf der Hollerithkarte zur Verfügung stehenden Zahlensäulen verwendet. Es bedurfte größter Sorgfalt, alle Faktoren, die für die statistische Auswertung zur Eintragung gelangten, zu plazieren.

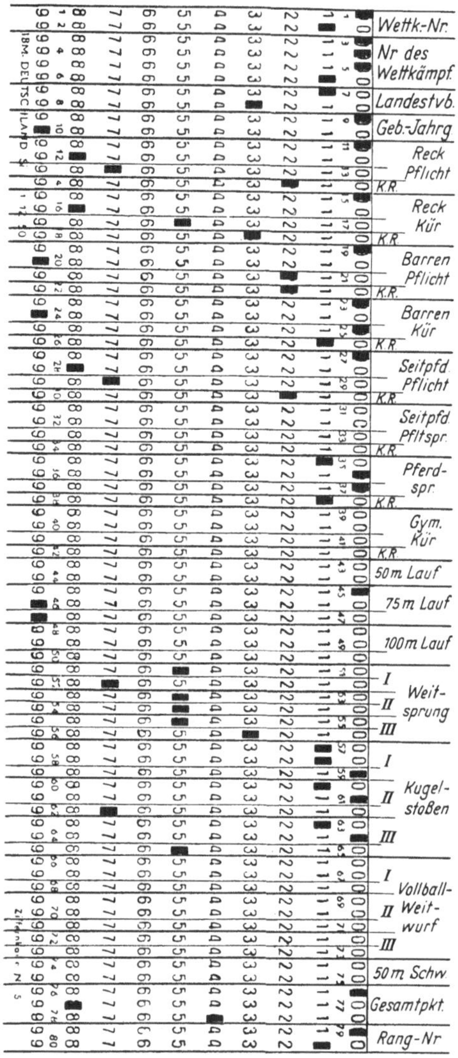

Wettkampfnummern.

Jeder der 1704 Teilnehmer war durch eine Wettkampfnummer gekennzeichnet. An Hand dieser Nummer konnte jede Wettkampfkarte immer wieder zu Rate gezogen werden. Von dieser Möglichkeit ist im Rahmen dieser Arbeit Gebrauch gemacht worden, z. B. für zusätzliche Untersuchungen über soziale, medizinische und andere Fragen, welche sich aus den Resultaten der Leistungsprüfung ergaben.

Da die Gesamtzahl der Teilnehmer 1704 betrug, war es notwendig, 4 Zahlensäulen für die Registrierung der Wettkampfnummern vorzusehen.

Landesturnverbände.

Der Deutsche Turnerbund ist im gesamten Bundesgebiet vertreten. Organisatorisch setzt er sich aus 16 Landes-Turnverbänden zusammen. An dem Marburger Treffen beteiligte sich auch die Saar, so daß insgesamt 17 Verbände verschlüsselt wurden, für die 2 Dezimalstellen (Abb. 16) vorgesehen werden mußten.

In Tab. 5 sind die Landesverbände in der numerischen Reihenfolge, die bei der Hollerith-Auswertung verschlüsselt wurde, mit Gesamtteilnehmerzahlen dargestellt. Bei der Zusammenstellung der Tabelle 10 bestand die

Abb. 16. Lochkarte (Hollerith-Methode). Die Lochkarte ist in ihrer Größe genormt und in 80 waagerechte Spalten mit den Zahlen 0—9 eingeteilt. Jede Lochkarte entspricht einer „Erhebungseinheit", welche folgendermaßen definiert wird: Die Erhebungseinheiten sind die Einzelelemente, die der statistischen Erforschung unterworfen werden. Je nach der Erhebung kann die Erhebungseinheit eine Person, ein Zahlenvorgang, ein Ereignis oder sonst ein Begriff sein. — Aus der dargestellten Karte wurden die Landesverbände, Wettkampfnummern und Geburtsjahrgänge in geeigneter Verschlüsselung als Sortiermerkmale eingesetzt; die Leistungsergebnisse im Weitsprung, Kugelstoßen und 75 m-Lauf als Addiergrößen; und die laufenden Nummern sowie der Siegerrang als Ordnungsgrößen.

Aufgabe darin, eine Vergleichsbasis zu schaffen, auf der die Angaben des statistischen Jahrbuchs der Bundesregierung über Anzahl und Altersverteilung der Bevölkerung in den verschiedenen Landesgebieten benutzt werden konnten. Die Unterschiede in der Einteilungsfolge zwischen Tab. 5 und Tab. 10 sind auf dieser Grundlage zu erklären. Auf Einzelheiten der zu diesem Zweck vorgenommenen Angleichungen wird nicht eingegangen.

Tabelle 5. *Teilnehmer pro Landesverband.*

Nr. des L.Tvb.	Landesturnverband	Teilnehmeranzahl
1	Baden Nord	76
2	Baden Süd	18
3	Bayern	27
4	Berlin	16
5	Bremen	71
6	Hamburg	36
7	Hessen	278
8	Mittelrhein	20
9	Niedersachsen	109
10	Pfalz	36
11	Rheinhessen	14
12	Rheinland	506
13	Schleswig-Holstein	43
14	Schwaben	18
15	Westfalen	387
16	Württemberg	6
17	Saar	43

Alter.

Die Erfassung des Geburtsjahres eines jeden Teilnehmers war von entscheidender Bedeutung für die Auswertung des Zahlenmaterials, das dieser Arbeit zugrunde liegt. Wie schon erwähnt, war das Alterstreffen Turnern und Turnerinnen im Alter von 40 (bzw. 32) Jahren und darüber vorbehalten. Die jüngsten Teilnehmer bei den Männern waren also 40 Jahre, die ältesten 84 Jahre alt.

Die Alterszusammensetzung der Teilnehmer geht aus Tab. 6 hervor. Innerhalb fortschreitender Altersgruppen von je 5 Jahren sind die Teilnehmer an den verschiedenen Wettkämpfen der Spanne 40—60 Jahre ohnehin identifizierbar, da ein chronologisches Einteilungsprinzip der Zusammenstellung der Ausschreibungen zugrunde lag.

In der Gruppe über 60 Jahre jedoch kommt eine eindrucksvolle Altersamplitude zusammen, wie aus Abb. 17 ersichtlich ist. Am

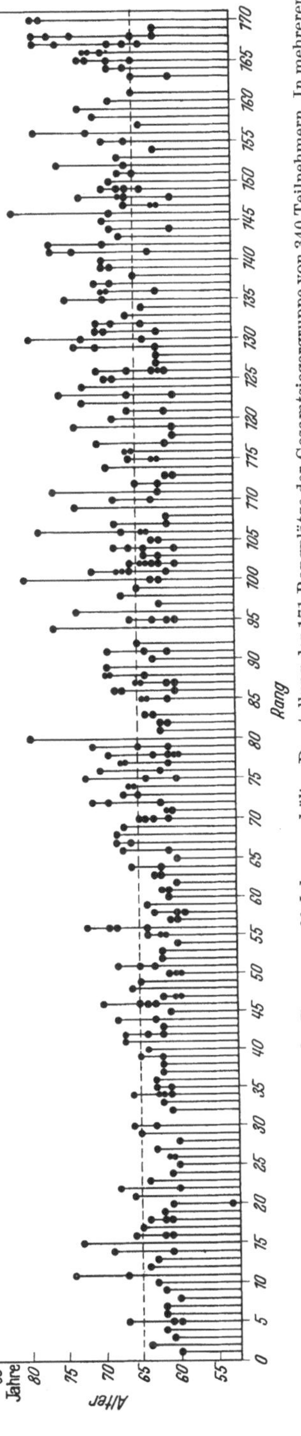

Abb. 17. *Alter und Leistung im Wettkampf der Turner von 60 Jahren und älter.* Darstellung der 171 Rangplätze der Gesamtsiegergruppe von 340 Teilnehmern. In mehreren Fällen verteilen sich Ränge auf verschiedene Teilnehmer. Es zeigt sich eine Altersverschiebung nach rechts, d. h., die Ältesten sind häufiger unter den höheren Rangnummern. Das Prinzip der Dominanz des Trainings gegenüber dem Alter geht jedoch auch aus dieser Darstellung hervor. Der 2. Sieger ist 64, der 5. 67, der 11. 74 und der 15. 73 Jahre alt, während der 155., der 163. und 169. und der 170. wieder 60 Jahre alt sind, also altersmäßig sich gerade für die Teilnahme am Wettkampf qualifizieren.

Fünfkampf für Turner über 60 Jahre nahmen eine große Anzahl 60jähriger, aber auch viele Turner im Alter von 65, 70, 75 und 1 Turner von 83 Jahren teil.

Punktwertung der Geräte-Übungen.

Wie aus der Hollerithkarte in Abb. 16 ersichtlich ist, sind je 4 Zahlenreihen für die folgenden Übungskategorien vorgesehen:

Reckpflicht,	Seitpferd-Pflichtübung,
Reckkür,	Seitpferd-Pflichtsprung,
Barrenpflicht,	Pferdsprung (längs),
Barrenkür,	Gymnastik-Kür.

Die ersten 3 Dezimalstellen dienen jeweils der Einlochung der Punktwertung der Turnübung. Jede Punktwertung setzt sich zusammen aus zwei Beurteilungen,

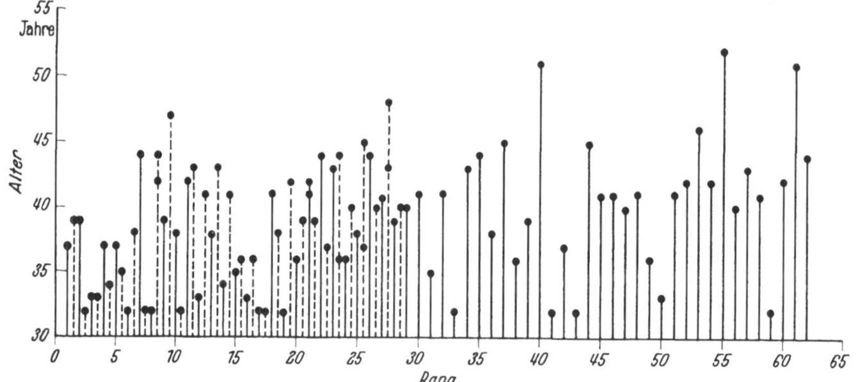

Abb. 18. *Alter und Leistung für Frauen (32—52 Jahre) beim Marburger Treffen des DTB 1952.* Die Rangordnungen im gemischten Gerate- und Leichtathletik-Wettkampf (ausgezogene Linien) und im leichtathletischen Mehrkampf (gestrichelte Linien) sind entlang der Abszisse in Lotprojektionen eingezeichnet. Die Ordinate gibt das Alter wieder. Die Anzahl der Teilnehmerinnen am gemischten Mehrkampf, bei dem das Schwergewicht auf den Geräteübungen lag, war doppelt so groß, wie am leichtathletischen Wettbewerb. Es gibt unter den Altersturnerinnen mehr Gerateturnerinnen, als Spezialistinnen in der Leichtathletik. Nach dem 30. Lebensjahr stellt sich bei wohltrainierten Frauen für beinahe 2 Jahrzehnte kein allgemeiner Leistungsabfall ein. *Körperliches Training stellt einen machtvolleren Einfluß dar, als das Alter.* — Obgleich das Mindestalter der Teilnehmerinnen am Treffen der Altersturnerinnen 32 Jahre war, ist die 1. Siegerin 37 Jahre alt, die 2. und 3. 39, die 7. und 8. 44 und die 10. 47 Jahre. 3 Turnerinnen im Alter von über 50 bewiesen eine ausgezeichnete korperliche Leistungsfahigkeit; eine Turnerin im Alter von 52 Jahren schlug u. a. eine 32jährige.

welche von verschiedenen Kampfrichtern unabhängig voneinander vorgenommen wurden. Und zwar wurde eine Wertungsskala von 0—10 angewendet, wobei „0“ theoretisch gesprochen eine 100%ige Leistungsunfähigkeit des Turnenden darstellen würde, während „10“ eine vollendete Leistung kennzeichnet.

Wie aus Tab. 11 hervorgeht, ergibt sich für die Gesamtheit aller Bewertungen der Turnübungen eine charakteristische Verteilungskurve. Die Tatsache, daß eine große Anzahl der Altersturner 9, 9,5 und 10 Punkte erhalten haben, ist wichtig. Sie weist auf das außerordentliche hohe Leistungsniveau hin, das auch bei den älteren Turnern und Turnerinnen vielfach angetroffen wurde, und das dem Fest seinen Stempel aufdrückte.

Die Zuverlässigkeit der Wertung durch die Kampfrichter wurde objektiv geprüft. Auf Grund der wertvollen Tradition, auf die der DTB zurückblicken kann, besitzt er eine große Anzahl kompetenter Kampfrichter. Trotzdem überrascht das Resultat der statistischen Auswertung ihrer Leistungen.

Wir haben für jede Geräte-Übung die Differenzen der Turn-Übungs-Bewertung zwischen den beiden amtierenden Kampfrichtern eingetragen. Dabei ergab sich das erstaunliche Resultat, daß über 90% der Kampfrichterbeurteilungen höchstens um einen Punkt differierten; 46% differierten gar nicht, 43,5% differierten um 0,5 und 9% differierten um 1 Punkt. Der Prozentsatz wirklich signifikanter Kampfrichterdifferenzen ist verschwindend.

Diese Zahlen stellen ein großartiges Zeugnis für die Fachkenntnis und die moralische Integrität einer zahlenmäßig beachtlichen Gruppe von Turnern und Turnerinnen dar, die im DTB an leitender Stelle tätig sind, die zwar nicht im Rampenlicht stehen, die aber de facto das Rückgrat des Bundes darstellen.

Tabelle 6. *Altersverteilung der Teilnehmer am 3. Alterstreffen des DTB in Marburg (Männer und Frauen).* Viele 40jährige wollen nicht alt sein und kommen deswegen nicht zum Alterstreffen. Mit 45 Jahren steigt die Anzahl der Teilnehmer an. Relative Anstiege der Teilnehmerzahlen sind mit 50 und 60 Jahren zu verzeichnen. Der Grund ist, daß in 5jährigen Altersintervallen eigene Punktwertungen, die stufenweise die Siegergrenze herabsetzen, eingeführt sind.

Alter	Männer	Frauen	Alter	Männer	Frauen	Alter	Männer	Frauen
32		13	50	75		68	43	
33		5	51	57	1	69	36	
34		2	52	55	1	70	25	
35		3	53	33		71	15	
36		6	54	35		72	14	
37		7	55	44		73	18	
38		8	56	37		74	7	
39		7	57	50		75	5	
40	53	7	58	34		76	6	
41	36	11	59	29		77	4	
42	59	8	60	68		78	5	
43	46	6	61	72		79	2	
44	41	6	62	85		80	2	
45	90	3	63	47		81	1	
46	55	2	64	54		82		
47	59	1	65	40		83	1	
48	48	1	66	52				
49	27		67	44				

Gesamt: 1609 Männer, 98 Frauen.

Punktwertung der volkstümlichen Übungen.

Die Ausschreibungen (S.4ff.) zeigen, daß für die verschiedenen Altersgruppen Wettläufe über 100, 75 und 50 m vorgesehen sind. Die Weitsprung-Wettbewerbe der Teilnehmer der Altersgruppe 40—49 sahen Sprünge mit Anlauf, die für Teilnehmer der Altersgruppen 50 und älter Sprünge aus dem Stand vor. Alle Kugelstoß-Wettbewerbe für Männer der verschiedenen Altersstufen wurden mit gleichschweren Kugeln durchgeführt. Sie sind daher direkt vergleichbar. ($7^1/_4$ kg Kugelgewicht)

Der Kugelstoß für Frauen wurde mit der 4 kg-Kugel durchgeführt.

Für die hollerithmäßige Erfassung der Laufzeiten wurde die Leistung in Sekunden plus 1 Dezimal Zeitunterteilung niedergelegt; beim Weitsprung in Meter und eine Dezimalwertung. Das gleiche Eintragungsprinzip wurde für den Kugelstoß und den Vollball-Weitwurf durchgeführt.

Die Leistungen der 9 Teilnehmer am 50 m-Schwimmen, welches im Rahmen des Wettbewerbes Nr. 16 (gemischter Mehrkampf) für Männer für alle Altersgruppen vorgesehen war, sind gleichfalls ausgewertet worden. Es ist bemerkenswert, daß sich nicht mehr Turner zur Teilnahme am Schwimm-Wettbewerb gemeldet haben.

Bezüglich der Beurteilung der volkstümlichen Übungen liegt das offizielle Punktwertungsbuch des DTB vor, welches auf reichen Erfahrungen über den Leistungsabfall bei Altersturnern aufgebaut ist.

Tabelle 7. *Analyse der Differenzen in der Leistungswertung durch die 2 Kampfrichter.*

Übung	Kampfrichter-Differenz (in Punkten)								Teil-nehmer-zahl
	0		0,5		1		über 1		
	Anzahl	%	Anzahl	%	Anzahl	%	Anzahl	%	
Reck, Pflicht. . . .	479	45	438	41	122	11,5	27	2,5	1066
Reck, Kür	40	35	60	52,6	14	12,4	—	—	114
Barren-Pflicht . . .	497	46	480	45,6	86	8	10	0,4	1073
Barren-Kür	50	40,6	51	41,4	19	15,5	3	2,5	123
Seitpferd-Pflicht . .	274	42	329	49	45	7	13	2	661
Seitpferd-Pflichtspr.	304	52	222	38,7	46	7,8	8	1,5	578
Pferdsprung	69	61	45	39					114
Durchschnitt. . . .	1713	46	1625	43,5	332	9	59	1,5	3729

Diese Tabelle zeigt die Zuverlässigkeit der Kampfrichter im DTB an. Fast 90% der Wertungen in Marburg stimmen bis auf 0,5 Punkte überein. Nur 1,5% der Wertungen differieren mit mehr als 1 Punkt. Dieses Ergebnis stellt der Kompetenz und Integrität der Kampfrichter ein Zeugnis aus.

Die Wertung der Alterswettkämpfe in Marburg wurde nach dem offiziellen Wertungsbuch vorgenommen mit den folgenden Ausnahmen:

Für den 100 m-Lauf des Wettkampfes Nr. 3, Altersstufe III (40—44jährige) ist keine gesonderte Punktwertung vorgesehen. Die Wertung erfolgte daher nach der „0 Punkt-Grenze 17,5“ auf S. 12, die für Jugend B, d. h. Alter 15—16 Jahre, Verwendung findet.

Für den 75 m-Lauf der Wettkampf Nr. 4, Altersstufe IV (45—49jährige) wurde nach der „0 Punkt-Grenze 15,0“ (S. 11), der Weitsprung aus dem Stand nach der „0 Punkt-Grenze 1,40“ (S. 30) und Kugelstoß nach der „0 Punkt-Grenze 2,20“ (S. 44) also nach der für Altersstufe V (50—55jährige) vorgesehenen Skala gewertet.

Der 50 m-Lauf des Wettkampfes Nr. 7, Altersstufe V (50—54jährige) wurde nach der „0 Punkt-Grenze 12,3“ (S. 10) der Altersstufe VI, der Weitsprung aus dem Stand nach der „0 Punkt-Grenze 0,60“ (S. 30) der Altersstufe VII und der Kugelstoß nach der „0 Punkt-Grenze 1,40“ (S. 44) der Altersstufe VI gewertet.

Der 50 m-Lauf des Wettkampfes Nr. 10, Altersstufe VI (55—59jährige) wurde nach der „0 Punkt-Grenze 13,0“ (S. 10) und der Kugelstoß nach der „0 Punkt-Grenze 1,00“ (S. 42) der Altersstufe VII gewertet. Die „0 Punkt-Grenze 0,30“ die für den Weitsprung aus dem Stand zur Anwendung kam, ist in der offiziellen Punktwertung nicht dargestellt.

Der Weitsprung aus dem Stand des Wettkampfes Nr. 12, Altersstufe VI (55—59jährige) wurde nach der „0 Punkt-Grenze 0,60“ (S. 60) der Altersstufe VII gewertet.

Die 0 Punkt-Grenze 0,20 für den Weitsprung aus dem Stand des Wettkampfes Nr. 13, Altersstufe VII (60 Jahre und älter) sowie eine Wertungsskala für den Vollball-Weitwurf für Männer, ist in der offenen Punktwertung nicht enthalten.

Gesamtpunktzahl.

Die Gesamtpunktzahl, die jeder Teilnehmer in seinem Wettkampf erzielte, wurde in 3 Eintragungssäulen vermerkt. Diese Zahlen sind von Wichtigkeit für die Differenzierung der Gesamtleistungsresultate in den jeweiligen Wettkämpfen. Im übrigen sind sie natürlich nicht als objektive, sondern nur als relative Determinatoren der individuellen Leistungsfähigkeit verwendbar.

Rangnummer.

Entsprechend alter Turner-Tradition werden alle Teilnehmer an den Wettkämpfen, welche eine festgelegte Mindestpunktzahl erreichen, als Sieger erklärt. Unter den Siegern wiederum erhält derjenige, der die höchste Anzahl von Punkten gesammelt hat, den ersten Rang, derjenige, der die zweithöchste Anzahl aufweist, den zweiten Rang usw. Dabei kommt es vor, daß mehrere Turner die gleiche Punktzahl erringen. Auf diese Weise gibt es gelegentlich 3 zweite Sieger, 5 sechste Sieger usw.

Da alle Leistungsresultate des Turnertreffens zahlenmäßig erfaßt wurden, und da Gesamtpunktzahl und Rang-Nr. eines jeden Wettkämpfers eine statistische Auswertung ermöglichen, konnte jeder registrierte Faktor in beliebiger Weise mit jedem anderen Faktor in bezug gebracht werden.

Bei allen Turnfesten wird an größtmögliche Teilnehmerzahlen und an eine möglichst breite Altersschichtung der Wettkämpfer appelliert. Dazu kommt, daß auf Kombinierung von sportlichen Leistungsprüfungen mit Geräteturnen, Spielen und Schwimmen Wert gelegt wird.

Die sportlichen Leistungsresultate können direkt als Maßzahlen wiedergegeben werden. Im Rahmen turnerischer Mehrkämpfe müssen die Leistungen jedoch in Beziehung gesetzt werden zu den korrespondierenden Wertungssystemen im Geräteturnen, also durch ein Punktsystem.

Der DTB hat auf Grund seiner jahrelangen Erfahrungen eine „Punktwertung für Mehrkämpfe für Turner und Jugendliche" herausgegeben, in welcher Wertungseinheiten für die wichtigsten Übungen im Volksturnen in systematischer Weise niedergelegt sind (Tab. 1 und 2). Durch Variationen der sogen. Nullpunktgrenzen finden die Altersverhältnisse für die verschiedenen Wettbewerbe gebührende Berücksichtigung.

Zahlenanalyse.

1704 Hollerithkarten wurden entsprechend den erläuterten Grundsätzen gelocht. Die Anfertigung der Lochkarten wurde mit Sorgfalt durchgeführt. Irrtümliche Eintragungen, Auslassungen oder Doppelregistrierungen können das Gesamtresultat der Untersuchung gefährden. Aus diesem Grunde wurde jede Hollerithkarte nach ihrer Fertigstellung nachgeprüft. Erst nachdem mit an Sicherheit grenzender Wahrscheinlichkeit angenommen werden konnte, daß die Karten ordnungsgemäß angefertigt waren, wurde mit der maschinenmäßigen Sortierung begonnen.

Tabellierung.

Zunächst wurden die Leistungstabellierungen der einzelnen Wettkämpfe folgendermaßen vorgenommen. Die 1. Zahlenaufzeichnung gab die Wettkampfnummer an, die 2. die Nummer des Turners, die 3. die im Wettkampf erreichte Gesamtpunktzahl, die 4. den Siegerrang, die 5. das Alter, die 6. die Bewertung der Reck-Pflichtübung; danach kam die Wertungsdifferenz der zwei Kampfrichter; es folgten die Bewertung der Reck-Kürübung, Kampfrichter-Differenz; Barren-Kür, Kampfrichter-Differenz, Seitpferd-Pflichtübung, Kampfrichter-Differenz; 75 m-Lauf, Wertung in Sekunden plus 1 Dezimale; Weitsprung (3 Sprünge in Meter plus 1 Dezimale); Kugelstoßen (3 Versuche in Meter plus 1 Dezimale).

Entsprechende Tabellen wurden für alle anderen Wettkämpfe hergestellt. Die endgültige Tabellierung wurde in folgender Weise vorgenommen:

Tabelle 8. *Originaltabelle einer Zahlenanalyse eines Wettbewerbs beim Marburger Alterstreffen.*

Wettkampf Nr. 1 (40—44) Neun-Kampf.

Wettkampf-Nr.	Nr. des Wettkämpfers	Geburtsjahrgang	Reck Pflicht	Reck Kür	Barren Pflicht	Barren Kür	Seitpferd Pflicht	Pferdsprung	75 m Lauf	Weitsprung	Kugelstoß	Gesamtpunkte	Rang Nr.
1	0001	09	87	085	92	090	87	100	99	57	110	84	01
1	0002	11	90	087	90	090	95	090	100	50	97	81	02
1	0005	08	85	085	75	077	90	090	97	59	105	81	03
1	0003	12	90	075	82	085	82	095	99	55	103	80	04
1	0004	08	90	095	92	097	95	100	109	50	80	80	05
1	0006	11	90	090	95	090	95	095	104	49	81	79	06
1	0007	10	90	090	92	092	92	077	109	52	92	78	07
1	0008	09	90	082	80	092	90	085	103	51	92	78	08
1	0009	10	90	082	92	087	90	100	102	51	72	78	09
1	0010	12	72	085	92	082	100	095	99	51	79	78	09
			874	000	882	000	916	000	1021	00	911	797	00
			856	000	882	000	927	000	525	00			
1	0011	11	87	082	85	080	95	090	106	49	83	76	10
1	0012	09	72	072	82	080	85	090	98	54	88	75	11
1	0013	10	82	087	82	077	90	080	107	43	110	75	12
1	0014	09	80	087	77	077	92	087	105	50	91	75	13
1	0015	09	87	070	85	080	87	095	106	53	83	75	14
1	0016	12	90	092	90	090	87	092	111	44	74	74	15
1	0017	10	80	087	82	087	85	087	104	44	86	74	16
1	0018	10	75	082	77	080	85	085	107	48	102	74	17
1	0019	09	77	080	67	080	87	092	104	50	91	74	18
1	0020	09	72	077	85	090	95	085	107	48	82	74	19
			802	000	812	000	888	000	1055	00	890	746	00
			816	000	821	000	883	000	483	00			
1	0021	11	87	082	95	087	82	090	112	41	86	73	20
1	0022	10	65	072	82	082	87	085	102	47	97	73	21
1	0023	12	70	070	77	085	77	987	105	46	105	73	22
1	0024	08	50	070	75	080	85	087	104	51	89	72	23
1	0026	09	82	082	87	085	67	095	108	44	80	72	24
1	0025	11	82	080	90	085	82	090	114	45	80	72	24
1	0027	10	87	082	80	080	90	075	106	45	78	71	25
1	0028	07	90	082	85	077	87	080	107	49	65	71	26
1	0029	11	70	080	72	082	80	095	105	47	83	71	27
1	0030	10	72	075	87	085	85	087	101	43	70	70	28
			755	000	830	000	822	000	1064	00	835	718	00
			775	000	828	000	871	000	458	00			
1	0031	09	75	075	75	080	87	090	107	44	75	69	29
1	0032	12	82	062	87	082	90	082	105	40	73	69	30
1	0033	08	75	077	90	085	85	085	111	37	75	68	31
1	0034	11	75	072	82	077	82	087	114	43	84	68	32
1	0035	12	87	072	77	072	52	077	103	46	83	67	33
1	0036	10	90	070	67	077	82	075	114	43	83	67	34
1	0037	08	70	077	80	077	67	077	108	43	76	66	35
1	0038	12	60	077	85	082	50	085	110	45	81	65	36
1	0039	12	77	067	72	065	82	087	113	43	70	64	37
1	0040	10	67	072	65	070	70	075	110	47	74	63	38
			758	000	780	000	747	000	1095	00	774	666	00
			721	000	767	000	820	000	431	00			

Als Ordnungsprinzip wurde zunächst die Rangfolge der Sieger gewählt. Jede Tabelle beginnt also mit dem ersten Sieger (rechts außen) und schreitet chronologisch fort bis zu den punktmäßig schwächsten Teilnehmern. Die Nicht-Sieger wurden in die statistische Auswertung mit einbezogen. Dabei war eine kritische Interpretation notwendig. Z.B. ist es nicht möglich, die Gesamtpunktzahl eines Teilnehmers am Neunkampf zu verwerten, wenn dieser nach dem 4. Einzelwettkampf ausgeschieden ist. Solchen Erwägungen wurde von Fall zu Fall Rechnung getragen und eine Reihe von Karten nach Prüfung des Tatbestandes zurückgestellt.

Wie Tab. 8 zeigt, wurden die Teilnehmer in Zehnergruppen geordnet. Die Leistungsergebnisse für jede Zehnergruppe erscheinen am Ende eines jeden Blocks als Additionszahlen. Diese Methode ermöglicht es, durch Dezimalverschiebung einen Überblick über das Verhalten der Gesamtgruppen zu erhalten.

Zusammenfassende Darstellung der Ergebnisse der Wettkämpfe. Wie aus Tab. 9 ersichtlich ist, wurden die Hollerith-mäßig zusammengestellten Wettkampfauszüge in 10er-Gruppen aufgeteilt und kalkuliert, so daß ein rascher Überblick über die Leistungsverteilung in der Gesamtgruppe der Wettkampfteilnehmer möglich ist.

Tabelle 9. *Wettkampf Nr. 13.* Fünfkampf Altersstufe VII (60 Jahre und älter), Zahl der Teilnehmer: 340. Siegergrenze 40 Punkte. Zehner-Gruppen-Durchschnittsleistungszahlen.

Rang	Gesamtpunkte	Reck, Pflicht	Barren, Pflicht	Seitpferd, Pflicht	Weitsprung a. d. Stand in m	Kugelstoß $7^1/_4$ kg in m
1— 10	47,5	9,19	9,20	9,15	2,39	7,60
11— 20	46,0	8,83	8,97	9,18	2,36	7,04
21— 30	45,1	8,91	9,13	8,70	2,30	6,75
31— 40	45,0	8,59	8,71	9,15	2,31	6,66
41— 50	44,0	8,47	8,64	8,78	2,33	6,54
51— 60	44,0	8,11	8,51	8,55	2,32	6,68
61— 70	43,3	8,28	8,05	8,26	2,30	6,87
71— 80	43,0	8,08	8,47	8,43	2,28	6,51
81— 90	43,0	8,15	8,70	8,28	2,28	6,30
91—100	43,0	7,95	8,24	8,46	2,28	6,54
101—110	42,5	8,02	8,15	8,27	2,22	6,74
111—120	42,0	7,85	8,18	2,28	2,28	6,55
121—130	42,0	8,18	8,31	8,04	2,22	6,25
131—140	41,9	7,85	8,05	8,28	2,22	6,33
141—150	41,1	7,88	8,10	8,14	2,15	6,48
151—160	41,0	8,04	7,84	8,13	2,16	6,18
161—170	41,0	7,45	8,13	7,99	2,23	6,12
171—180	40,4	7,66	7,49	7,97	2,25	6,16
181—190	40,0	7,72	8,81	7,71	2,15	6,11
191—200	40,0	7,46	7,89	7,76	2.18	5,94
201—210	40,0	7,69	7,77	8,13	2,14	6,25
211—220	40,0	7,48	7,31	7,69	2,15	6,29
221—230	39,4	7,33	7,30	7,19	2,18	6,37
231—240	39,0	7,44	7,88	7,80	1,99	5,89
241—250	38,9	7,36	7,57	7,35	2,08	6,00
251—260	38,1	7,40	7,65	7,58	2,07	5,63
261—270	38,0	7,24	7,82	7,06	2,07	5,87
271—280	37,9	6,84	7,78	7,45	2,01	5,56
281—290	37,0	6,79	7,33	7,15	2,04	5,83
291—300	37,0	6,76	7,17	7,06	2,06	5,73
301—310	36,5	7,65	7,29	6,97	1,95	5,08
311—320	35,5	6,82	6,98	6,84	1,94	5,33
321—330	33,9	5,32	6,83	6,96	1,95	5,31
331—340	31,5	6,44	6,73	5,63	1,89	5,11

Alter und Leistung.

Altersverteilung der Wettkämpfer in Marburg.

In Tab. 10 findet sich eine Analyse der Teilnehmer an den Marburger Wettkämpfen in 3 Altersgruppen, 40—50, 50—60 und über 60 Jahre. Dies entspricht der im statistischen Jahrbuch der Deutschen Bundesrepublik vorgesehenen Unterteilung. Der genannten Quelle entstammen auch die Bevölkerungsziffern.

Von 1566 Altersturnern waren 491 zwischen 40 und 50 Jahre alt, 433 zwischen 50 und 60 und 642 über 60 Jahre alt. Die Prozentzahlen für die Gesamtgruppe betragen 32 (40—49), 28 (50—59) und 40 (60+). Da aus den Ergebnissen dieser Arbeit Rückschlüsse gezogen werden, die über das turnerische Spezialgebiet hinausgehen, wird dem zahlenmäßigen Verhältnis der drei Altersgruppen in der Gesamtbevölkerung des Bundesgebietes Beachtung geschenkt. Es zeigt sich, daß der Anteil der älteren Jahrgänge in den verschiedenen Bundesgebieten verschieden groß ist. Für die Gruppe über 60 ist der Anteil am kleinsten in Nordrhein-Westfalen, Niedersachsen und Bayern mit 13,3%, 13,4% und 13,5%. Am höchsten ist er in Berlin, Hamburg und Bremen. In diesen 3 „Stadt-Ländern" betragen die entsprechenden Zahlen 19,5%, 16,7% und 15,2%. Bei den 50- bis 60jährigen findet sich der geringste Anteil in Württemberg-Hohenzollern, in Baden und in Niedersachsen (11,1%, 11,3% und 11,4%), der höchste wieder in Berlin, Hamburg und in Bremen. Die entsprechenden Prozentzahlen für die Altersklasse 40—50 sind Schleswig-Holstein mit 11,7%, Niedersachsen mit 15,1% und Baden sowie Württemberg-Hohenzollern mit je 15,3%, gegenüber Berlin mit 18,8%, Hamburg 17,4% und Bremen mit 16,8%, deren Bevölkerung also insgesamt zu mehr als 50% aus Menschen über 40 Jahre besteht.

Tabelle 10. *Verteilung der Teilnehmer am Marburger Altersturnfest, nach Landesturnverbänden. Gesamtbevölkerungsstatistik auf Grund amtlicher Zahlen.*

Landesturnverband	Teilnehmer a. d. Wettkämpfen			Ges. Anz.	Altersanalyse der Einwohner im Bundesgebiet						Gesamt-Bevölkerung im Bundesgebiet
					40—50		50—60		über 60		
	40—50	50—60	60+		Anzahl	v. H.	Anzahl	v. H.	Anzahl	v. H.	
Baden } Nord	23	19	25	67	205579	15,3	151066	11,3	185154	13,9	1338629
Baden } Süd	6	4	7	17							
Bayern	12	5	10	27	1408536	15,4	1068752	11,7	1231386	13,5	9126010
Berlin	1	4	9	14	403495	18,8	354209	16,5	417645	19,5	2146952
Bremen	16	25	23	64	93816	16,8	70805	12,7	84480	15,2	558619
Hamburg	7	2	20	29	279700	17,5	234300	14,6	268679	16,7	1605600
Hessen } Hessen	88	84	95	267	696490	16,1	524331	12,1	632932	14,7	4323801
Hessen } Rheinhessen	2	3	10	15							
Rheinland Pfalz } Mittelrh.	4	4	10	18	471790	14,7	351274	11,7	413309	13,8	3004752
Rheinland Pfalz } Pfalz	8	10	18	36							
Niedersachsen	41	26	36	103	1027534	15,1	776012	11,4	910384	13,4	6797379
Nordrhein Westfalen } Rheinld.	154	136	185	475	2161683	16,4	1586830	12,0	1762095	13,3	13196176
Nordrhein Westfalen } Westfal.	113	101	154	368							
Schleswig-Holstein	11	7	23	41	387633	11,7	302502	11,7	174081	14,4	2594648
Württg.-Hohenzollern	5	3	17	25	180985	15,3	131488	11,1	163580	13,8	1183748
	491	433	642	1566	7546455	15,8	5657830	11,9	6574650	13,8	47695672

Verzögerung des Leistungsabfalls bei den Altersturnern.

Die in dieser Arbeit festgestellten Tatsachen kennzeichnen eine auf Grund *erworbenen* Verhaltens geprägte Gruppe von Personen mit einer ungewöhnlichen Verlangsamung des Leistungsabfalls im Alter.

Von RAYMOND PEARL ist eine Gruppe langlebiger Menschen beschrieben worden, die auf Grund von *Erbanlagen* ein hohes Alter erreichten. Die PEARLsche Gruppe unterscheidet sich von den Altersturnern in zweifacher Hinsicht:

1. Die Altersturner sind, soweit bekannt, als Gruppe nicht auf Grund von Erbanlagen zur Langlebigkeit prädestiniert;

2. Langlebige Menschen besitzen keineswegs immer eine hohe Leistungsfähigkeit, wie sie für die Altersturner als kollektiver Zug aufgezeigt worden ist.

Die These, die auf Grund der vorliegenden Untersuchungen vertreten wird, ist, daß das Turnen den machtvollsten unter allen bisher bekannten Umwelteinflüssen darstellt, der das Altern hemmt. Diese Verlangsamung kann 3—4 Jahrzehnte ausmachen. Ein gut trainierter, leistungsfähiger Mann von 65 kann einem ungeübten 25jährigen körperlich überlegen sein. Die Verlangsamung kommt offenbar durch zwei Ursachen zustande, nämlich

1. durch die wohlbekannten Trainingsanpassungen, wie sie vom Studium der Leibesübungen bekannt sind,

2. durch eine in der klinischen Medizin bisher unbeachtete Verschiebungs- und Hemmungswirkung gegenüber dem Eintritt der degenerativen chronischen Organveränderungen, die als zwangsläufige Begleiterscheinung „des Alters" betrachtet werden. Dieser Verschiebungs- und Hemmungsmechanismus ist jedoch nicht durch die vorliegenden Untersuchungen bewiesen.

In einer Untersuchung über den Einfluß der Erbanlage auf die Langlebigkeit hat PEARL gezeigt, daß Kinder von Eltern, die lange gelebt haben, bessere Lebenserwartung haben, als Kinder von Eltern, die weniger lange gelebt haben.

In Abbildung 20 werden 3 Gruppen verglichen: die Söhne von Vätern, die vor dem 50. Lebensjahr gestorben sind, von Vätern, die im Alter von 50—79 gestorben sind; und von Vätern, die im Alter von 80 und mehr gestorben sind.

Bei der Geburt betrugen die Lebenserwartungsziffern dieser drei Gruppen 47, 50,5 und 57,2 Jahre, im Alter von 20 Jahren 40,9, 44,4 und 45,8; im Alter von 40: 27,3, 28,9 und 32; im Alter von 60: 13, 15,4 und 18,1 und im Alter von 80: 3,2, 4,9 und 6,7 Jahre. *Die Söhne alter Väter leben länger* (Abb. 19). Ebenso zeigte PEARL, daß die Väter von Kindern mit einem Sterbealter von unter 50 Jahren eine kürzere Gesamtlebenszeit aufwiesen als die Väter von Kindern mit einem Sterbealter von über 50 Jahren. (Abb. 20 und 21)

Zu Punkt 1 muß betont werden, daß in der physiologischen Literatur zwar zwischen den Wirkungen der Arbeit und des Trainings ein Unterschied gemacht wird; daß insbesondere der Begriff der Arbeit genau umrissen und erläutert worden ist; daß aber die wissenschaftliche Kenntnis des Trainingsvorganges noch in ihren Anfängen steckt.

Das zentrale konstitutionsmedizinische Problem, welches die vorliegende Untersuchung aufwirft, ist das der Wirkung eines seiner Art nach spezifischen und seiner

Anwendung nach langdauernden körperlichen Trainings. Der Turner ist in seinem Übungsprogramm an eine durch lange Tradition geformte Zusammenstellung von Bewegungsformen gebunden, nämlich an die Kombination von Freiübungen,

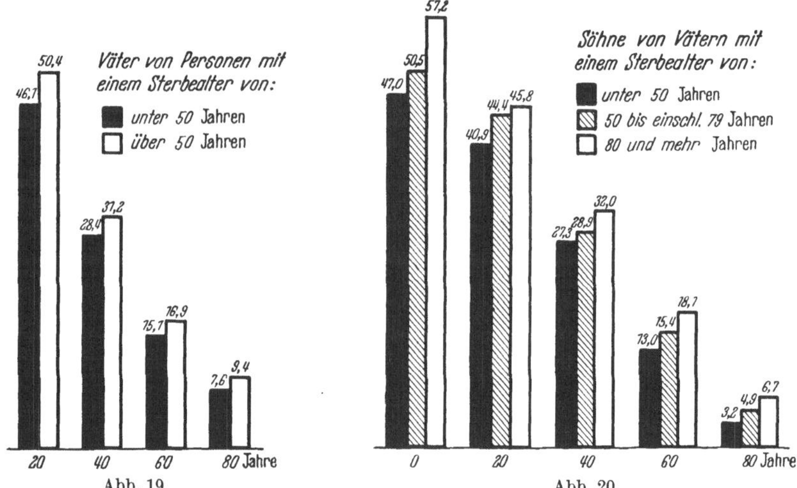

Abb. 19. Abb. 20.

Abb. 19. Mittlere Lebenserwartung für die Altersstufen 20, 40, 60 und 80 Jahre von Vätern, deren Kinder ein Sterbealter von a) unter 50 Jahren, b) über 50 Jahren hatten. (Nach PEARL.)

Abb. 20. Mittlere Lebenserwartung für die Altersstufen 0 (Geburt), 20, 40, 60 und 80 Jahre von Söhnen, deren Väter ein Sterbealter von a) unter 50 Jahren, b) zwischen 50 und 79 Jahren, c) 80 und mehr Jahren hatten. (Nach PEARL.)

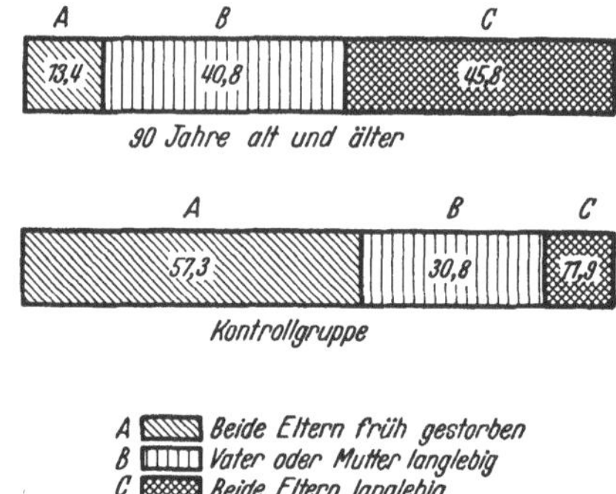

Abb. 21. Bei der Untersuchung einer größeren Gruppe von über 90jährigen fand PEARL, daß nur 13,4% von Eltern abstammten, die nicht gleichfalls ein langes Leben hinter sich brachten. 40,8% der über 90jährigen hatten Eltern mit mittlerer Lebensdauer. 45,8% hatten Eltern, die ein hohes Alter erreichten. Die entsprechenden Prozentzahlen einer Kontrollgruppe, die ohne Rücksicht auf ihr Lebensalter gewählt worden war, betrug 57,3, 30,8 und 11,9%. *Der Einfluß der Erbanlage auf die Lebensdauer steht außer Frage.*

Geräteturnen und volkstümlichen Übungen und Spielen. Extreme oder körpergefährdende Anforderungen hat ein gesunder Instinkt vom Turnbetrieb ferngehalten.

Der amerikanische Sozialhygieniker DUBLIN hat schon vor Jahren darauf hingewiesen, daß die Lebenslänge berühmter Athleten zwar im Vergleich mit Durchschnittszahlen der Gesamtbevölkerung zufriedenstellend ist; sie ist in der Tat länger, als auf Grund versicherungsstatistischer Normen errechnet werden kann; daß also kein Grund dafür vorhanden ist, dem Wettkampfsport eine gesundheitsschädliche Wirkung zuzusprechen. DUBLIN hat aber mit Recht betont, daß man wegen der ganz ungewöhnlichen Auswahl des Menschenmaterials, das sich bei den Rekordsportlern zusammenfindet, wegen der günstigen Konstitutions-, Umwelt- und Gesundheitsbedingungen ein noch besseres Ergebnis erwartet hätte.

Der zweite Punkt, auf den ich bereits kurz hingewiesen habe, ist, daß die Trainingsperiode der Turner praktisch ununterbrochen und meist sehr lang ist, und daß sie gewöhnlich schon im „plastischen“ Jugendalter beginnt. Ich gehe aus von

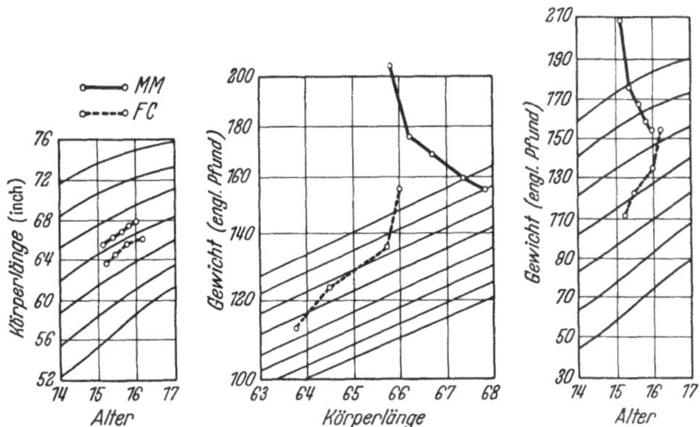

Abb. 22. *Der Einfluß des körperlichen Trainings auf das Wachstum.* Auf der Ordinate wird Gewicht (in englischen Pfundmaßen), auf der Abszisse das Alter dargestellt. Die parallel aufsteigenden Linien markieren Länge- und Gewichtszuwachstendenzen normaler Jungen dieser Altersgruppe. Ein dünner unterernährter (gestrichelte Linien) und ein dicker überfütterter Junge (ausgezogene Linien) gleichen Alters (15 Jahre) wiesen bei Beginn des Experimentes einen Gewichtsunterschied von beinahe 100 engl. Pfd. auf. Unter dem Einfluß von intensivem körperlichen Training nahm der Dünne 50 Pfd. zu, der dicke 50 Pfd. ab. Beide, der dünne Astheniker und der dicke Pykniker wurden Athletiker. Es ist bemerkenswert, daß gleichzeitig kein unterschiedliches Längenwachstum stattfand (s. Diagram links). Körperliches Training läßt, wie bekannt das Längenwachstum unbeeinflußt. (Eigene Untersuchung.)

der Beobachtung, die ich vor mehreren Jahren beschrieben habe, daß der *körperformenden* Wirkung des Trainings eine *körperdeformierende* Wirkung durch Trainingsverlust gegenübersteht.

Drei Beispiele zur Illustration:

Abb. 22 zeigt Richtung und Ausmaß der körperbildenden Wirkung des Turnens: Zwei 15jährige Schuljungen wurden aus einer großen Untersuchungsserie gleichaltriger Knaben gewählt, und zwar auf Grund extremer Entwicklungs- und Gewichtsunterschiede. Der eine, unterernährt und körperlich vernachlässigt, wog 98 Pfd. Der andere, faul und überfüttert, wog 193 Pfd. Beide unterzogen sich in geeigneter Umgebung unter fachmännischer Leitung einem gründlichen turnerischen Training. Ernährungsbedingungen waren gut. Wie Abb. 22 zeigt, wurde der dicke Junge während der Trainingszeit dünn und der dünne dick. Wie auf Grund früherer Befunde zu erwarten war, zeigte sich keine Beeinflussung des Längenwachstums, obgleich ein anfänglicher Gewichtsunterschied zwischen den beiden Knaben von insgesamt fast 100 Pfd. durch das Training wettgemacht wurde. Das Training wurde fortgesetzt und die neuerworbenen wohlproportionierten Körperformen blieben bestehen.

Zweitens wurde anhand einer Untersuchung an 161 Polizeirekruten die Allgemeingültigkeit dieser körperformenden Tendenz des Turnens unter Beweis gestellt: Durch Vergleich der Veränderung des Bauchumfanges dicker und dünner

Jünglinge während einer Übungsperiode ergab sich, daß die Dicken unter dem Einfluß des Trainings abgenommen, die Dünnen zugenommen hatten (Abb. 23).

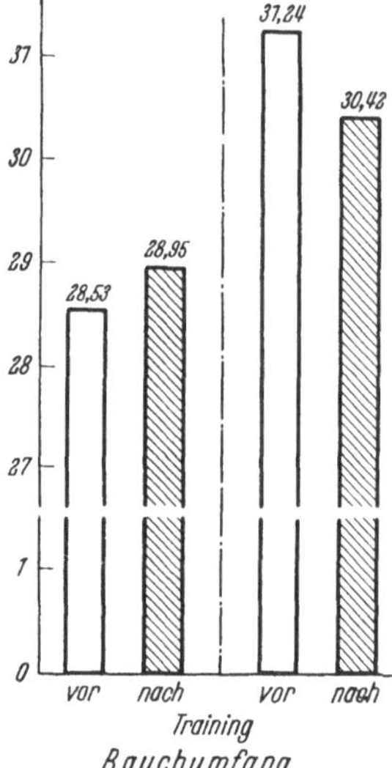

Abb. 23. Unter der Einwirkung von körperlichem Training treten „gerichtete“ Anpassungstendenzen des Korpers auf. Bei einer großeren Gruppe von Polizeianwartern habe ich den Einfluß einer 6 monatigen intensiven Trainingsperiode auf den Bauchumfang gemessen, und zwar wurden von mir u. a. die dicksten und die dünnsten vor und nach dem Training gesondert untersucht: die Dünnen waren am Ende des Trainings durch Muskelzuwachs dicker geworden, die Dicken dagegen durch Fettverlust dünner. (Eigene Untersuchung.)

Drittens sind in Abb. 24 die hauptsächlichen Körperbautypen, die KRETSCHMER beschrieben hat, dargestellt. Links außen steht der extrem dünne „Leptosome“ oder „Astheniker“; in der Mitte der kräftige, wohl proportionierte, muskelstarke „Athletiker“; rechts der rundlich fette, schmerbäuchige „Pykniker“; dazwischen sogen. „Intermediärformen“.

Auf der Grundlage der KRETSCHMERschen Konstitutionsdiagnose, wie sie in der 20. Auflage seines Buches „Körperbau und Charakter“ dargestellt ist, wurden Körpermessungen an einer Sondergruppe von Turnern und Turnerinnen durchgeführt und die Resultate zu den von KRETSCHMER selbst angegebenen anthropometrischen Meßzahlen für die 3 Haupttypen in Beziehung gesetzt. Dabei wurde so verfahren, daß die KRETSCHMERschen Zahlen als 100% eingesetzt wurden, so daß die Seiten des Dreiecks (S. 33) die drei Grundformen repräsentieren, d. h. den leptosomen (horizontal), den athletischen (rechts) und den pyknischen (links) Schenkel. Die Prozentabweichungen der Körpermaße der als leptosom, athletisch und pyknisch bezeichneten Turner und Turnerinnen wurden entsprechend einer jeweils auf dem zugehörigen Dreieckschenkel senkrecht stehenden Skala eingezeichnet, und zwar beschränkte ich mich in diesem Fall auf die 7 Meßergebnisse, die rechts oben in den Diagrammen aufgezählt sind.

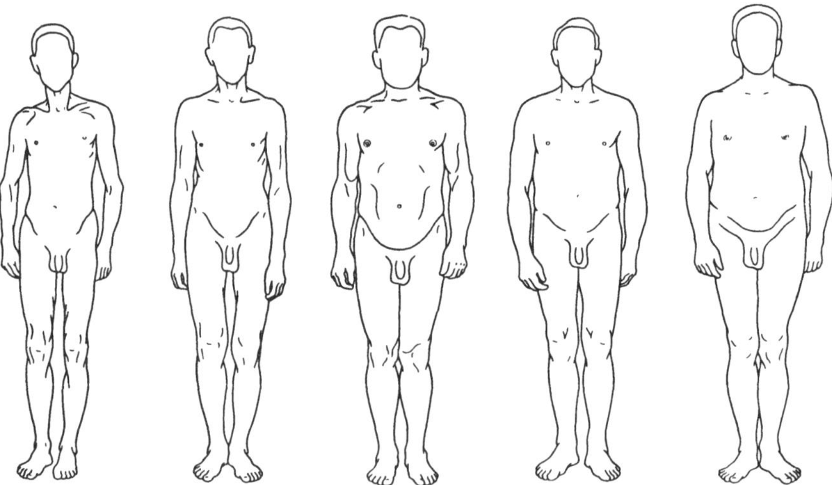

Abb. 24. 5 Grundtypen der Korperkonstitution im Jugendlichen-/Erwachsenenalter nach KRETSCHMER, dargestellt nach VON LANZ und WACHSMUTH. Die extremen Konstitutionsformen, die ganz Dünnen und die ganz Dicken, findet man unter wohltrainierten Turnern sehr selten. Unter dem Einfluß regelmaßigen Turnens werden die Dünnen dicker und die Dicken dünner. Es konzentriert sich also das Verteilungsbild des Körperbaues der Turner mehr um den athletischen Mitteltyp.

Es zeigt sich, daß wohltrainierte Turner und Turnerinnen in ihren Körpermaßen und -proportionen von dem ihnen typenmäßig entsprechenden klinischen Beobachtungsmaterial KRETSCHMERs sehr verschieden sind. Der Schluß liegt nahe, daß:

1. die Konstitutionsdiagnose ohne anthropometrische Meßzahlen nicht genügend aussagt;

2. das Turnen eine gegenüber dem Durchschnitt charakteristische Körperform herausarbeitet, die sich für alle Konstitutionstypen aufzeigen läßt.

Genaue Kenntnis dieser Körperform ist von größter Wichtigkeit, da die in dieser Arbeit mitgeteilten Beobachtungen enge ursächliche Beziehungen

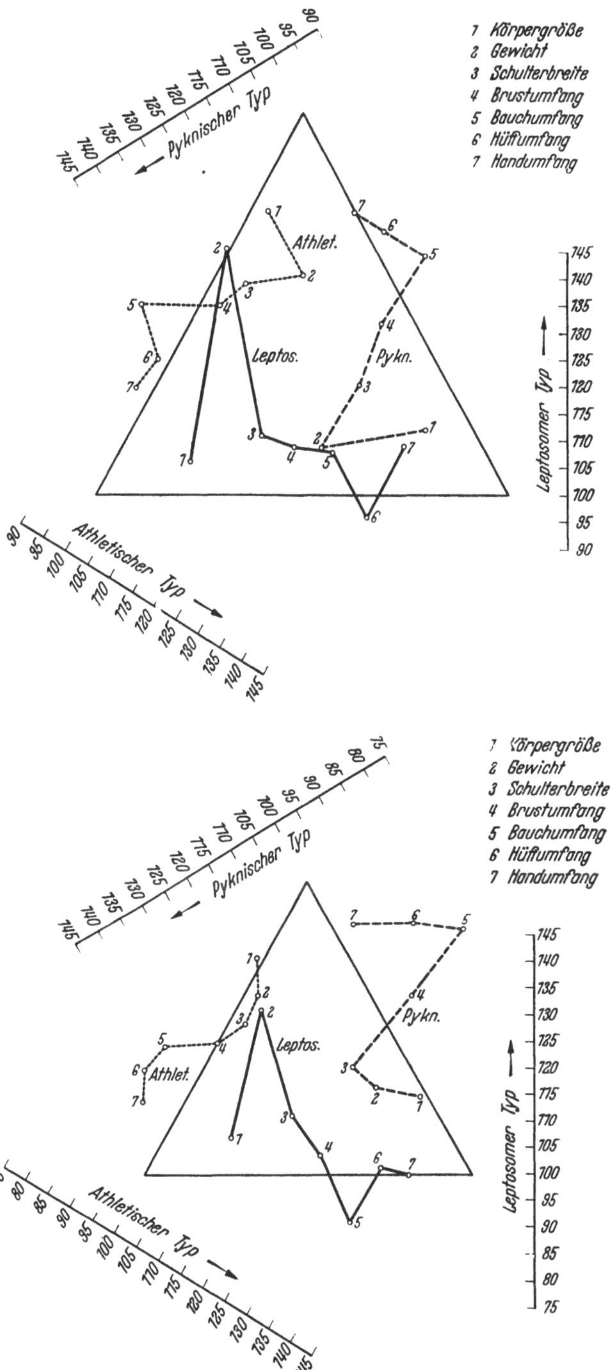

Abb. 25. Vergleichende Darstellung von Korpermessungen an trainierten Turnern (oben) und Turnerinnen (unten) und von Maßzahlen, welche KRETSCHMER fur seine drei Haupttypen angibt. Die Turner wurden typenmäßig klassifiziert, und zwar entsprechend den auf S. 13 in der 20. Auflage von „Körperbau und Charakter" dargestellten Richtlinien. Die KRETSCHMERschen Zahlen wurden fur alle drei Typen jeweils als 100% eingesetzt, so daß die Seiten des gleichschenkligen Dreiecks die Grundformen der Korperbautypen reprasentieren, d. h. die leptosome (horizontal), die athletische (rechts) und die pyknische (links). Die Prozentabweichungen der leptosomen, athletischen und pyknischen Turner und Turnerinnen von den KRETSCHMERschen Maßzahlen wurden entsprechend einer auf dem zugehorigen Dreieckschenkel senkrecht stehenden Skala eingezeichnet. Es zeigt sich, daß wohltrainierte Turner und Turnerinnen in ihren Korpermaßen und -proportionen von dem ihnen typenmäßig entsprechenden klinischen Beobachtungsmaterial KRETSCHMERs sehr verschieden sind. Offenbar sagt die Konstitutionsdiagnose ohne anthropometrische Meßzahlen nicht genügend aus. Darüber hinaus ist ersichtlich, daß das Turnen eine gegenüber dem Durchschnitt charakteristische Korperform herausarbeitet, die sich für alle Konstitutionstypen aufzeigen läßt. (Eigene Untersuchungen.)

zwischen Körperbau und Altersschicksals des Turners wahrscheinlich machen. Insbesondere sei auf das hohe proportionale Körpergewicht hingewiesen, das auf der guten Entwicklung der Muskulatur beruht; auf die überlegene Breitenausbildung der Schultern, auf die Rundung des Thorax sowie auf die Straffheit des Bauches bei den Turnern.

Es besteht auf Grund der vorliegenden Tatsachen kein Zweifel, daß jeder Mensch typenmäßig gekennzeichnet ist und daß er „aus seiner Haut nicht heraus kann". In konstitutionsmedizinischer Sprache heißt das, daß Pykniker nicht zum Astheniker werden und umgekehrt. Nun sind aber die wenigsten Menschen „reine" Pykniker oder „reine" Astheniker. Dazu kommt, daß diejenigen, die zu den extremen Erscheinungsformen dieser Gruppe gehören, selten, wenn überhaupt turnen oder Sport treiben. Diese Feststellung bezieht sich insbesondere auf die Pykniker.

Das turnerische Training hat eine eindrucksvolle Tendenz, die Körperform nach der Richtung des athletischen Typus zu verschieben.

Bei einigen Spezialsportarten ist eine solche körperformende Wirkung wenig ausgeprägt. Der asthenische Langstreckenläufer bleibt asthenisch, es sei denn, er schließt weitere Übungsformen in sein Programm ein, so wie das beim Turnen üblich ist. Der pyknisch-athletische Gewichtheber bleibt dick und rund, es sei denn, er spielt auch Faustball, springt über das Pferd und läuft in der Vereinsstaffel. Dabei sei jedoch betont, daß nicht alle Langstreckenläufer asthenisch und nicht alle Gewichtheber pyknisch-athletisch sind.

Die Befunde an den Marburger Altersturnern lassen vermuten, daß Erhaltung männlicher Jugendlichkeit, hohe Leistungsfähigkeit und geistige Vitalität mit der Disziplinierung des Körpers, die in den geschilderten Proportions- und Wachstumseigenheiten ihren sichtbaren Ausdruck findet, einhergehen.

Durch regelmäßige Übung kann dieser Körperzustand erreicht und während des ganzen Lebens erhalten werden. Umgekehrt jedoch stellt sich bei plötzlichem Aufhören eines bisher regelmäßig durchgeführten Trainings ein Leistungsverfall ein, der von einem *Verfall (Disintegration) der Körperform* begleitet ist. Ein 26jähriger Sprinter von Weltklasse, der über Nacht seinen Sport an den Nagel hing, nahm 78 Pfd. innerhalb eines Jahres zu, verlor seine sportliche Leistungsfähigkeit und damit das lebendige Interesse an dem großen Kreis von Menschen und Ereignissen aus seiner Welt des Sports und des Turnens. Solche Fälle habe ich in so großer Anzahl gesehen, daß ich zu der Formulierung der *Theorie der Aufbau- oder Integrationswirkung des Trainings* geschritten bin, der ich die *Theorie der Abbau- oder Disintegrationswirkung des Trainingsverlustes* gegenüberstelle.

Die Frage erhebt sich, ob Trainingsverluste wiedergutzumachen sind. Dazu ist zunächst zu sagen, daß es Grade des Trainingsverlustes gibt. Die Marburger Altersturner z.B. hatten sich ausnahmslos durch intensives Üben auf das Wettturnen vorbereitet, d.h., sie alle hatten zweifellos ein gewisses Maß von Trainingsverlust durch zielstrebiges Training gutgemacht. Physiologische Daten, die diesen Umkehrungs- oder Reversibilitätsprozeß für die in dieser Arbeit betroffene Altersgruppe näher beleuchten, finden sich in CURETONs Buch. Das Turnen ist in besonderer Weise geeignet, Trainingsverluste immer wieder zu kompensieren. Denn von allen beim Training erworbenen körperlichen Fertigkeiten gibt es nur eine, die nicht verlorengeht: die bewegungstechnische Koordination erlernter Übungsformen. Als Gegensatz sei die beim Training sich einstellende hohe Leistungsfähigkeit von Atmung und Kreislauf erwähnt, die mit dem Aufhören des Übens fast völlig verschwindet; oder der Substanzzuwachs an aktiver Muskelmasse, welcher innerhalb weniger Monate zurückgeht, wenn die Übung wegfällt.

Das im Zentralnervensystem verankerte Koordinationsschema des Geräteturnens, das der Ausführung einer Schwungkippe, eines Handstandes am Barren, einer Kreiskehre am Pferd zu Grunde liegt, verschwindet jedoch nie. Das ist die Erklärung für die an Hand der DIEMschen Erhebungen (s.S. 53) bewiesene Tatsache, daß das Turnen — im Gegensatz zu vielen anderen Sportarten — für jung und alt geeignet ist. Der Körper baut sich sozusagen immer wieder unter dem Einfluß der turnerischen Bewegungsinnervationen zu einer optimalen Leistungsverfassung um, wenn er „außer Form" geraten ist. Die Kenntnis der Bewegungsinnervationen, die ihm im Knaben- und Jugendalter eingeschliffen wurden, begleiten den Turner bis ans Ende seines Lebens. Seine Bewegungsinnervationszentren sprechen an auf hundertfache Assoziationen, die ihn an seine Welt fesseln; auf das Sehen der Übungen, wenn sie in der Turnhalle dargeboten werden; auf Begegnungen mit Turnbrüdern; auf das Hören der alten Turnerlieder; auf die Freude, die er empfindet, wenn er die stolzen Symbole seines Bundes vor sich stehen sieht. *So trägt der Turner denn in den Bewegungsbildern der turnerischen Übungen, die er als Kind gelernt hat, einen magischen Schatz in sich, der ihm tausendfache Freuden bringt, und der ihn immer wieder zum Turnen anreizt und ihn damit vor manchen Nöten des Alterns innerhalb der von der Natur gezogenen Grenzen bewahrt.*

Grundsätzliches zur Frage der Leistungsprüfung.

Im allgemeinen wurde bisher im Rahmen klinischer Untersuchungen und körperlicher Leistungsprüfungen die Arbeitsfähigkeit alter Menschen auf Grund der Ausführung von Einzelbewegungen, wie Kniebeugen, Treppensteigen, Kurbeldrehen, usw. geprüft und dabei das Verhalten von Pulszahl, Sauerstoffaufnahme, Elektrokardiogramm usw. untersucht. Dies sind künstliche Versuchssituationen, aus denen ungeachtet der Tatsache, daß in der experimentellen Physiologie immer wieder auf sie zurückgegriffen werden muß, keine allgemeingültigen Rückschlüsse gezogen werden können, weil dabei die geistigen Antriebskräfte für die Leistung unberücksichtigt gelassen werden. Alte Menschen sind vielfach in der Lage, auch anstrengende und hochdifferenzierte Bewegungen durchzuführen, vorausgesetzt, daß gerade solche geistige Antriebskräfte im Spiele sind. Der 87jährige TOSCANINI kann als Dirigent den erheblichen körperlichen Anforderungen eines $2^1/_2$stündigenSymphoniekonzertes gerecht werden, weil er den ästhetischen und emotionellen Inhalt der Musik mit seiner Persönlichkeit identifiziert. Ebenso kann der Altersturner seine hohe Leistungsfähigkeit unter Beweis stellen, wenn der Geist des Turnens sein Bewegungsinteresse anreizt.

Höhe und Konstanz der Leistung.

In Tab. 6 (S. 23) ist die Altersfrequenz der Teilnehmer am Marburger Treffen dargestellt. Die Teilnehmerziffern der Altersstufen 45, 50 und 60 Jahre sind ungewöhnlich hoch. Wie aus den Ausschreibungen hervorgeht, wird bei der Einteilung der Wettbewerbe auf den bei den verschiedenen Altersstufen zu erwartenden Leistungsabfall Rücksicht genommen. Ein 45jähriger hat daher in Altersgruppe 45—49 die günstigsten Siegeschancen. Das gleiche bezieht sich vice versa auf die 50jährigen, die 60jährigen usw. Die Altersgraduierungen stellen einen wichtigen psychologischen Anreiz zur Teilnahme an den Wettkämpfen dar. *Dieses Ergebnis verdient besondere Beachtung von seiten des Deutschen Turner-Bundes.*

Eine Beschreibung der von den Altersturnern gebotenen Leistungen sowie ihrer Vielseitigkeit ist in den Ausschreibungen enthalten. Für die Gruppe der 40—50jährigen ergibt sich ein besonders eindrucksvolles Bild, wenn die beim Wetturnen gebotenen Kürübungen in Betracht gezogen werden. Die leitenden Kampfrichter des Marburger Treffens kamen zu dem Schluß, daß die 3 ersten Sieger des Geräte-Sechskampfes der 40—45jährigen zu den ersten 10 des offenen Wettbewerbes beim Deutschen Turnfest gezählt hätten. „Altersleistungen" dieser Art stellen überzeugende Beweise eines für unser Zeitalter typischen Aspektes der turnerischen Leistungsentwicklung sowie für die Verzögerung des Alterns dar. Wenn der 42jährige Olympiasieger Schwarzmann in Marburg mitgeturnt hätte, wäre Deutschlands bester Turner unter den „Alten" gewesen.

Der erstaunlichen *Leistungshöhe*, die auf breiter Front beim Alterstreffen in Marburg von den 1704 Teilnehmern gezeigt wurde, steht eine *Leistungskonstanz* zur Seite, die in ihrer vom Alter weitgehend unbeeinflußten Gleichmäßigkeit überrascht.

Auf die Zuverlässigkeit der Kampfrichterwertung ist anhand der Zahlenanalyse der Punktdifferenzen (Tab. 7) bereits hingewiesen worden. Die aus ihnen gezogenen Schlußfolgerungen sind von besonderer Bedeutung.

Leistungsvergleiche.

Organkraft.

In Abb. 26 wurden die Laufleistungen aller Teilnehmer von 40—60 Jahren dargestellt. Die Geschwindigkeiten im 50-, 75- und 100 m-Lauf wurden auf einen gemeinsamen Nenner gebracht und in ihrer Streuungsbreite für die 4 Altersgruppen (40—45, 45—50, 50—55, 55—60) eingetragen.

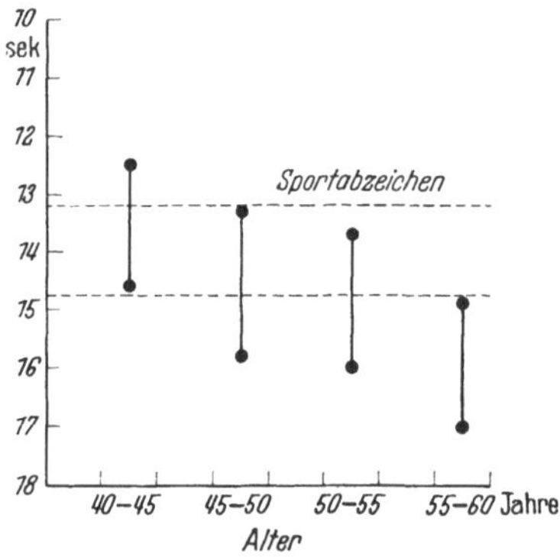

Abb. 26. *Die Laufleistungen der Altersturner.* Leistungsstreuung zwischen besten und schwachsten Laufern ist fur jede Altersgruppe durch eine Linie markiert. Der ausgezogene Kurvenabschnitt gibt die Leistungshohe untrainierter Personen gleichen Alters wieder. — Ein großer Teil der 40—45 jahrigen und die besten der 45—50 jährigen laufen so gut, daß sie den Anforderungen des Sportabzeichens genugen. Die Leistungshöhe der Gesamtgruppe ist außerordentlich hoch, der Leistungsabfall mit dem Alter gering. Die schlechtesten 60 jahrigen laufen bedeutend schneller als untrainierte 40jahrige. Die besten 60jahrigen Turner konnen mit 40jahrigen Turnern konkurrieren.

Die besten Läufer der 55—60-Gruppe können demnach noch in der 40—45-Gruppe konkurrieren. Die Leistungen der Besten der 50—55-Klasse entsprechen dem Durchschnitt der 40—45jährigen, während die Besten der 45—50jährigen diesen Durchschnitt überragen. Selbst die schwächsten Leistungen in der ältesten Gruppe sind aller Wahrscheinlichkeit nach besser als die Durchschnittsleistungen untrainierter 40jähriger.

In Abb. 17 sind für die Altersgruppe 60 und älter die Beziehungen zwischen 173 individuellen Leistungswertungen und Lebensalter zur Darstellung gelangt. Dabei ergibt sich zwar die erwartete prozentuale Anhäufung der älteren Jahrgänge auf dem rechten Verteilungsflügel der Kurve, d. h., also unter den leistungsmäßig schwächeren Turnern. Diese Tatsache jedoch wird überschattet von zwei entscheidenden Befunden: einmal, daß unter den ersten 25 Siegern 9 Turner 65 Jahre und älter sind; so ist z.B. der 11. Sieger 74 und der 15. Sieger 73 Jahre alt; und zweitens, daß die Leistungsunterschiede zwischen dem 1. und 171. Sieger unwesentlich sind, wenn ihnen das körperliche Leistungsniveau von „Nichtturnern" gleichen Alters gegenübergestellt wird. Die schwächsten 70jährigen Wett-Turner sind dem Durchschnitt untrainierter 40jähriger überlegen.

Muskelschnellkraft.

In Abb. 27 sind die Beziehungen zwischen Alter und Leistung im Kugelstoß bei Männern von 40—83 Jahren zur Darstellung gelangt. Die mittlere Linie, die durch stark gezeichnete Punkte markiert ist, gibt das Verhalten der Durchschnittswerte wieder. Die obere punktierte Linie markiert die besten, die untere

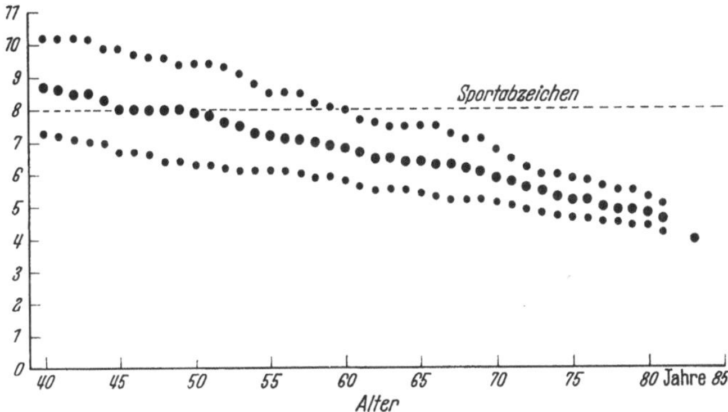

Abb. 27. *Leistungen der Turner zwischen 40 und 83 im Kugelstoßen.* Man beachte die eindrucksvolle Leistungshöhe (viele der 40—45jahrigen stießen 10 m). Der Durchschnitt der Männer bis zu 50 und die besten 60er erreichten Sportabzeichenweite. — Kugelstoßen als typische Kraftleistung ist abhangig von Korperbau und Korperfulle. Die hervorragenden Leistungen und die Leistungskonstanz der Teilnehmer am Marburger Treffen spiegeln die Resistenz des Korperbaues der alter Turner gegenuber den Abbautendenzen wider, die sich bei untrainierten Menschen im Alter manifestieren.

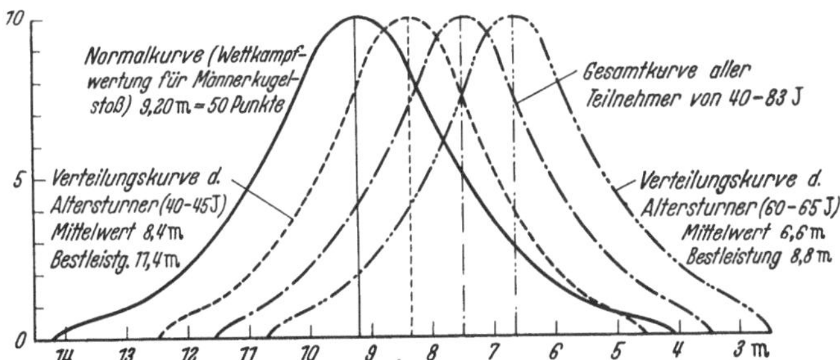

Abb. 28. *4 normale Verteilungskurven im Kugelstoßen.* Die erste Normalkurve (links) entspricht der Wettkampfwertung fur Manner von 18 Jahren an; die zweite Verteilungskurve ist die der Altersturner 40—45, die dritte die Gesamtkurve der Ergebnisse aller Teilnehmer am Alterstreffen von 40—83. Die vierte ist die Verteilungskurve der Altersturner 60—65. — Der Leistungsabfall mit dem Alter ist gering. Die besten Leistungen der Ältesten wurden noch gute Punktwertungen in der Normalbewertung fur junge Manner erzielen.

punktierte Linie die schwächsten Gruppenleistungen in den verschiedenen Jahrgängen. Zunächst sei auf das außerordentlich gute allgemeine Leistungsniveau der Gesamtgruppe hingewiesen. Die Durchschnittsweite der 40jährigen Kugelstoßer beträgt beinahe 9 m. Die besten Altersturner bis zu 45 Jahren überschreiten die 10 m-Marke. Für das allgemeine Deutsche Sportabzeichen sind 8 m als Leistungsgrenze vorgeschrieben. *Etwa 20% der Teilnehmer der Gruppe 60—65 Jahre haben in Marburg noch über 8 m weit gestoßen* und hätten damit den Bestimmungen für den Erwerb des Sportabzeichens in dieser Übung Genüge getan. Bis zum 50. Lebensjahr wurde die 8 m-Grenze im Kugelstoß als Durchschnittsleistung erzielt und vielfach übertroffen.

Bewegungsqualität und Alter.

Koordination.

In Abb. 29 ist die Durchschnittspunktzahl, die die Turner bei ihren Geräteübungen erzielten, für die verschiedenen Jahrgänge eingezeichnet. Bei dieser Auswertung wurde also nicht die technische Schwierigkeit, sondern allein die Ausführung der Bewegungen gewertet. Es ergab sich bei dieser Untersuchung, daß

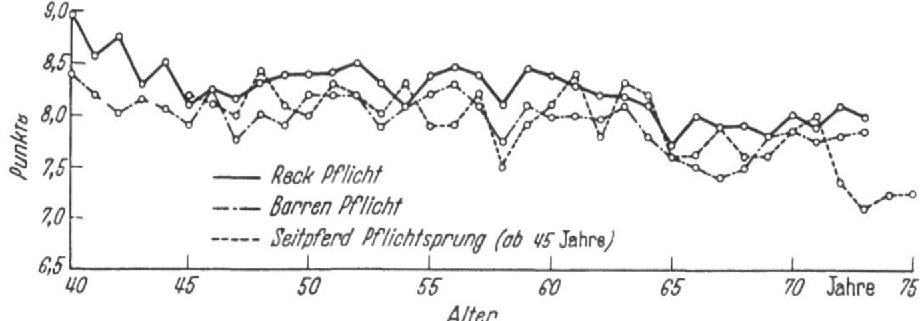

Abb. 29. *Alter und Präzision der Leistung.* Darstellung der Durchschnittspunktzahlen, die die Turner bei ihren Geräteubungen erzielten, unter Berucksichtigung der verschiedenen Altersgruppen. Bei dieser Auswertung wurde also nicht die technische Schwierigkeit gewertet, die in den Ausschreibungen zum Ausdruck kommt, sondern allein die Ausführung der Bewegungen. Es zeigt sich, daß die Leistungsqualitat der Turner zwischen dem 40. und 70. Lebensjahr weitgehend konstant bleibt.

bei geeigneter Auswahl der Leistungsformen die Leistungsqualität zwischen dem 40. und dem 60. Lebensjahr konstant bleibt. Selbst bei den über 70jährigen fällt von den drei analysierten Leistungen nur die Ausführung der Pferdsprünge ab. *Dieser Befund, der in der dargestellten Form erstmalig erhoben worden ist, weist auf die großen, in der Praxis bisher nicht genügend beachteten Trainingsmöglichkeiten hin, die hinsichtlich der Präzisionsqualität der Motorik alter Menschen bestehen.*

Jugend- und Alterswertung.

Für den 100 m-Lauf der 40—45jährigen kam die Punktwertung Nr. 7 des Band 3 der Handbücher des DTB (S. 12) zur Anwendung.

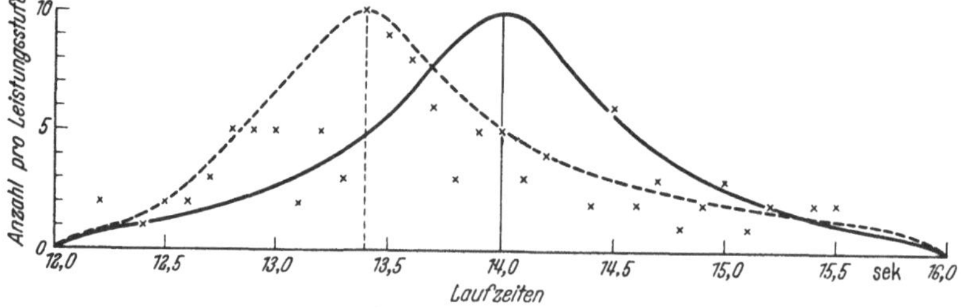

—— *Jugendturner* ------- *Altersturner*

Abb. 30. Vergleich zwischen der Verteilungskurve der Leistungen im 100 m-Lauf der Altersgruppe 40—44 mit der Normalverteilungskurve der Laufleistungen von Jünglingen im Alter von 15 und 16. Als Vergleichsgrundlage dient die Punktwertung Nr. 7 des Band 3 des Handbuchs des DTB, S. 12. Es ergibt sich eine deutliche Überlegenheit der Altersturner über die Jugendturner.

Wie aus Abb. 30 ersichtlich ist, gilt diese Punktwertung auch für die Jugendklasse B, d. h. für 15—16jährige. Es ist also möglich, die Verteilungskurve der

Leistungen der Altersturner mit der Normal-Verteilungskurve der Jugendlichen zu vergleichen. Dabei zeigt sich eine deutliche Überlegenheit der Altersturner über die Jugendturner.

Tabelle 11.

Alter	Barren Pflicht	Reck Pflicht	Seitpferd Pflicht-sprung	Anzahl pro Jahrgang	Alter	Barren Pflicht	Reck Pflicht	Seitpferd Pflicht-sprung	Anzahl pro Jahrgang
	Durchschnittspunktzahl					Durchschnittspunktzahl			
40	7,68	8,97		20	62	7,9	8,2	7,8	35
41	8,15	8,58		20	63	8,2	8,2	8,3	46
42	7,9	8,75		27	64	7,8	8,1	8,2	30
43	7,8	8,3		24	65	7,7	7,7	7,6	39
44	7,9	8,51		21	66	7,8	8,0	7,6	33
45	7,6	8,10	8,2	53	67	7,5	7,9	7,9	33
46	7,75	8,25	8,2	36	68	7,4	7,9	7,6	29
47	7,4	8,15	8,0	37	69	7,5	7,8	7,6	20
48	7,4	8,3	8,4	30	70	7,9	8,0	7,8	11
49	7,9	8,4	8,1	14	71	7,8	7,9	8,0	10
50	8,2	8,4	8,0	57	72	7,74	8,3	7,37	12
51	8,2	8,4	8,3	36	73	7,8	8,0	7,2	6
52	8,2	8,5	8,2	30	74	7,9	7,8	7,4	3
53	7,9	8,3	8,0	22	75	6,7	7,3	7,4	5
54	8,3	8,1	8,3	21	76	8,3	7,7	7,5	3
55	8,3	8,4	7,9	29	77	8,0	7,5	5,0	5
56	8,4	8,5	7,9	25	78	7,8	7,56	6,8	2
57	8,1	8,4	8,2	32	79	7,3	8,5	8,2	1
58	7,65	8,1	7,5	25	80	8,5	7,5	8,5	1
59	8,22	8,45	7,9	20	81	7,0	7,2	7,5	
60	8,00	8,4	8,1	55	82				
61	8,00	8,3	8,3	54	83	5,2	6,5		1

Die Qualität der Bewegungsausführung der Altersturner kann anhand der Punktwertungen der Geräte-Übungen unabhängig vom Schwierigkeitsgrad beurteilt werden. Die Gesamtgruppe der Turner von 40 bis über 80 zeigt nicht nur erstaunliche Leistungshöhe, sondern auch bis zum 65. Lebensjahr und darüber hinaus eine absolute und relative Leistungskonstanz. Dieses Ergebnis unterstreicht die bisher ungenügend beachteten Möglichkeiten auf dem Gebiet der Präzisionsmotorik alter Menschen.

In der offiziellen Punktwertung des Deutschen Turner-Bundes wird der Erwartung Rechnung getragen, daß die Leistungen der Frauen mit steigendem Alter schwächer werden. Aus diesem Grunde ist vom DTB eine eigene Punktskala aufgestellt worden, die bei Wettkämpfen für Frauen über 32 Anwendung findet. In Abb. 31—33 sind diese Punktskalen in Form von normalen Verteilungskurven dargestellt (ausgezogene Linien). Gleichzeitig ist die Leistungsverteilung beim Alterstreffen in Marburg zur Darstellung gebracht. Wie anhand der Abszissenmarkierung erkenntlich ist, standen die Turnfestergebnisse

Tabelle 12. *Altersverteilung der Frauen und Leistung im Kugelstoß, Weitsprung und 75 m-Lauf im Durchschnitt pro Jahrgang.*

Alter	Durchschnitt im Kugelstoß in m	Durchschnitt im Weitsprung in m	Durchschnitt 75 m-Lauf in sec
32	7,8	3,8	12,1
33	7,6	3,9	12,2
34	7,6	3,8	12,2
35	7,5	3,9	12,6
36	7,0	3,9	12,4
37	7,6	3,8	12,2
38	7,7	3,7	12,4
39	7,4	3,3	13,4
40	7,3	3,5	12,8
41	7,0	3,6	12,3
42	7,3	3,6	13,0
43	6,9	3,6	12,8
44	7,3	3,7	12,5
45	7,0	3,5	12,5
46	6,0	3,5	12,6
47	7,5	4,1	12,1
48	6,1	3,2	12,8
51	5,6	3,2	12,6
52	7,1	3,1	14,0

deutlich oberhalb der Norm für die Altersgruppe der 32jährigen, obgleich unter den Teilnehmerinnen zahlreiche 40- und 50jährige waren, und obgleich die Normalverteilungskurve speziell für die Bewertung von Wettkampfleistungen wohl trainierter Turnerinnen vorgesehen ist (Abb. 30, 31 und 32).

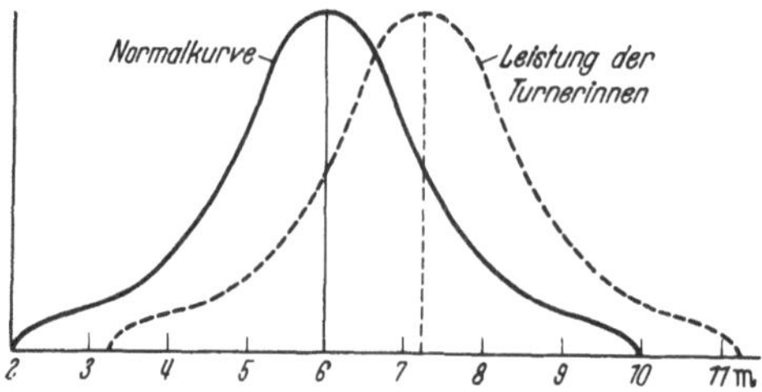

Abb. 31. Vergleich der Normalverteilungskurve der Kugelstoßleistungen für alle Altersstufen mit den Leistungen der Turnerinnen (32—52) beim Alterstreffen des DTB in Marburg (1952).

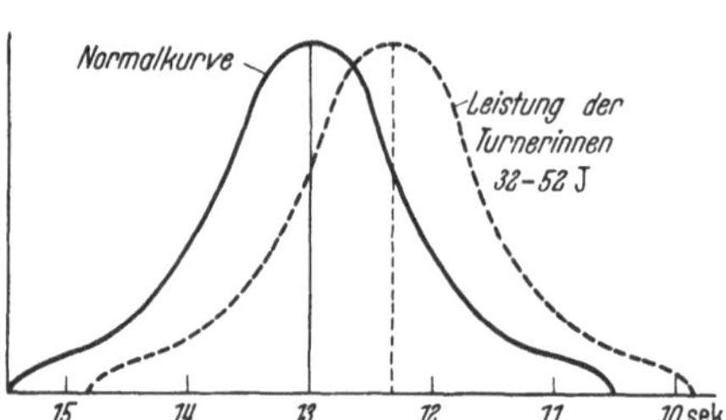

Abb. 32. Vergleich der Normalverteilungskurve der Laufleistungen für alle Altersstufen mit den Leistungen der Turnerinnen (32—52) beim Alterstreffen des DTB in Marburg (1952).

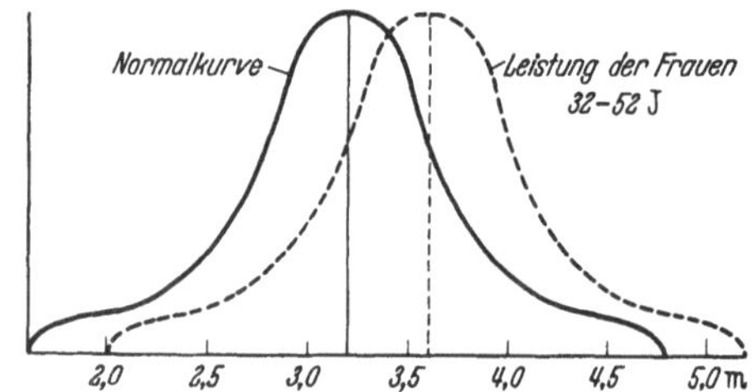

Abb. 33. Vergleich der Normalverteilungskurve der Weitsprungleistungen für alle Altersstufen mit den Leistungen der Turnerinnen (32—52) beim Alterstreffen des DTB in Marburg (1952).

Zur Theorie der Leistung im Alter.

Lebensdauer, Jugendentwicklung und Altern.

Im Laufe der letzten zwei Jahrtausende hat sich die Lebensdauer der Bevölkerung Europas stetig verlängert. Abb. 34 zeigt diese Entwicklung an, die in der ersten Hälfte des 20. Jahrhunderts eine zusätzliche Beschleunigung erhalten hat. Diese Beschleunigung hat zu einer Umwälzung menschlicher, sozialer und wirtschaftlicher Werte geführt, die in ihrer Bedeutung nur der gleichzeitig stattgefundenen Umwälzung naturwissenschaftlicher Erkenntnisse vergleichbar ist.

Die Tatsache, daß die Durchschnittslebensdauer vieler Menschen heute fast doppelt so groß ist, wie vor 200 Jahren, und mehr als dreimal so groß wie vor 2000 Jahren, ist um so bedeutsamer, als sie von einem tiefgreifenden Wandlungsvorgang des Wachstums- und Reifeprozesses begleitet ist. *Die Menschen reifen früher,* als das bei der vorhergehenden Generationen der Fall war und, wie auch in dieser Untersuchung gezeigt wird, *altern später*[1].

Das erstgenannte Phänomen, das der Wachstums- und Reifungsbeschleunigung der Jugend, dokumentiert sich in zwei Richtungen. Verglichen mit früheren Generationen findet man z. Z. eine sich überstürzende Entwicklung. Der Unterschied ist gewaltig. Ein gut entwickelter 14jähriger Schuljunge von heute paßt nicht in eine Ritterrüstung aus dem 16. Jahrhundert, die seinerzeit von den gesündesten und kräftigsten Männern getragen wurde. Weiterhin haben sich

[1] Die weitverbreitete Vorstellung, daß primitive Völker ein im Vergleich zu europäischen und amerikanischen Verhältnissen beschleunigtes Wachstums- und Reifungstempo aufweisen, stimmt nicht mit den Tatsachen überein.

eindeutige physiologische Entwicklungsdifferenzen innerhalb der jetzt lebenden Generation nach Herkunft, z.B. Stadt, Land, sozialer Schichtung und nach wirtschaftlicher und kultureller Entwicklungsstufe herausgestellt.

Bezüglich der Entwicklungsveränderung der jetzigen Generation gegenüber der von 1900, steht folgendes fest: daß Neugeborene größere Körperlängen und höhere

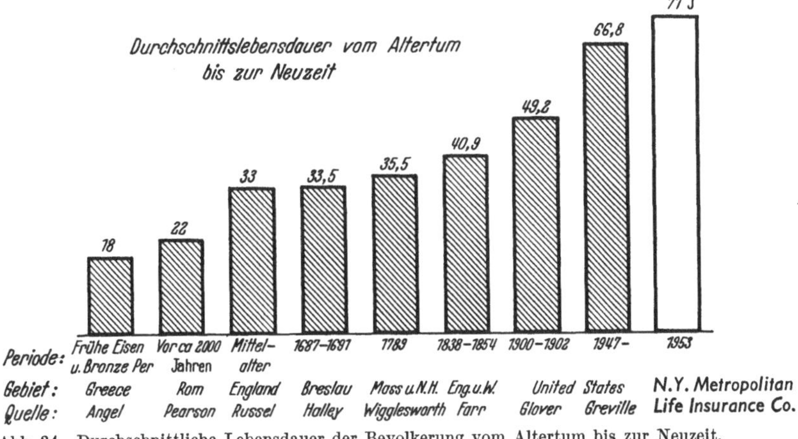

Abb. 34. Durchschnittliche Lebensdauer der Bevölkerung vom Altertum bis zur Neuzeit.

Gewichte haben; daß der erste Zahndurchtritt früher eintritt als bei der Müttergeneration; daß Längenwachstum und Gewichtszunahme im Säuglings- und Kleinkindesalter vorverlegt sind; daß 5jähr. Kinder im Durchschnitt heute so groß sind, wie vor 50 Jahren 7jährige; und daß die bleibenden Zähne sich zeitiger entwickeln. Die Kinder wachsen nicht nur schneller, sondern die von ihnen erreichten Größen und Proportionsmaße überragen die der vorigen Generation. Hut-, Kleider- und

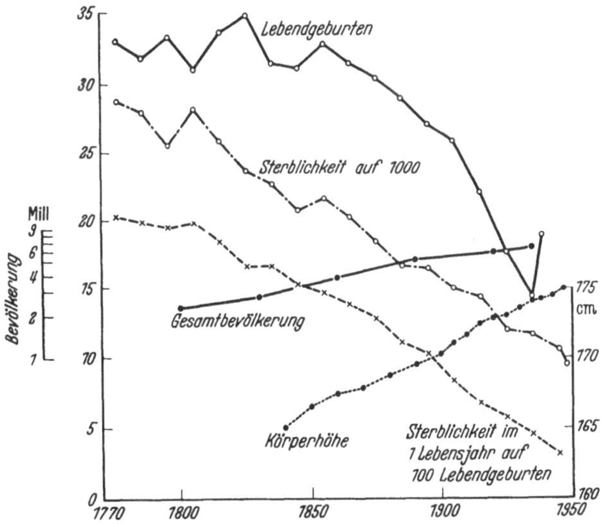

Abb. 35. *Bevölkerungsbewegung in Schweden von 1770—1950.* Gesamtbevölkerungszuwachs in logarithmischem Maßstab wiedergegeben. Es zeigt sich eine enorme Vergrößerung der Bevölkerungszahl und ein erheblicher Abfall der Geburtenquote, dem ein Absinken der Gesamtrate der Sterblichkeit der Bevölkerung sowie der Sterblichkeit im ersten Lebensjahr parallel geht. Es wurden also zunehmend weniger Menschen geboren, und es starben entsprechend weniger. Da die Lebensdauer gleichzeitig anstieg, erklärt sich der Gesamtbevölkerungszuwachs. Die große Entwicklungsbeschleunigung im Laufe der letzten 100 Jahre zeigt sich im Großerwerden der Bevölkerung (fast 12 cm im Durchschnitt).

Schuhgrößen, die heutzutage von jungen Leuten getragen werden, sind größer als die der Eltern. Die erste Regel ist bei den Mädchen der jetzigen Generation deutlich vorverlegt, und zwar gegenüber dem Jahr 1900 um mehr als 3 Jahre[1]; die Pubertätsentwicklung der männlichen Jugend läßt die gleiche Tendenz erkennen[2].

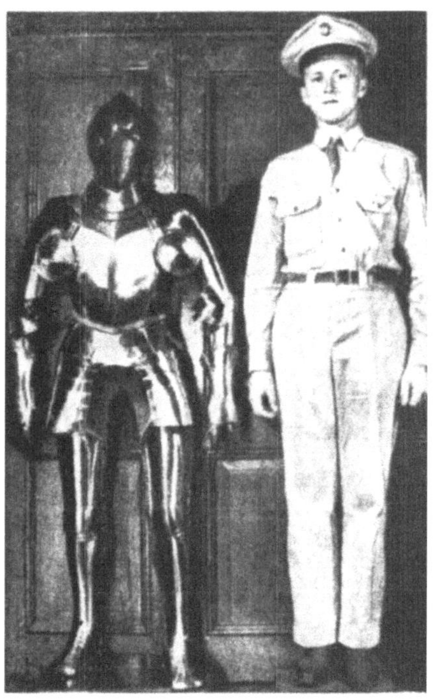

Abb. 36. Mittelalterliche Ritterrüstung in Originalgröße. Daneben ein Rekrut aus dem vorigen Krieg, durchschnittliche Korpergröße. Die heutige Generation ist viel großer und besser entwickelt als irgendwelche Bevolkerungen der Vergangenheit (nach Life, USA).

Diese zwei Beschleunigungstendenzen der Entwicklung erfassen die große Mehrzahl der heranwachsenden Bevölkerung. MEREDITH fand bei 14jährigen Mädchen Durchschnittsunterschiede von 11 cm in Größe und 23 Pfd. Gewicht für die genannte Zeitperiode. Wie BENNHOLD-THOMSEN betont hat, zeigt die gesamte Jugend der zivilisierten Völker eine Vorverlegung des Startes, eine Beschleunigung des Ablaufs und eine Steigerung im Endergebnis der Reife und Entwicklung. Daß die Jugend kulturell retardierter Völker an dieser Entwicklung keinen Anteil nimmt, ist eine Beobachtung von großer Wichtigkeit, auf die noch eingegangen werden wird.

Dem Vorgang der Frühentwicklung der Jugend geht ein späterer Beginn des

[1] Die Korrelationen zwischen frühzeitigem Auftreten der ersten Menstruation und Wachstum sowie körperlicher Leistungsfähigkeit wurden von mir im Jahre 1946 aufgezeigt.

40 Schulmädchen im Alter von 13 Jahren wurden anthropometrisch und leistungsmäßig untersucht. Nur die Hälfte der Mädchen hatte die erste Menstruation hinter sich (M +). Die von den beiden Gruppen erhaltenen Zahlenwerte wurden mit dem mathematischen T-Test nach PEARSON auf Signifikanz hin untersucht. Die Mädchen der Gruppe M+ waren größer, wogen mehr und waren kräftiger als die Mädchen der Gruppe M—. Die Unterschiede waren gleichbedeutend einer Wachstumszeit von $1^1/_2$ Jahren in dieser Altersgruppe, wie Messungen an den Norm-Grids zeigen. Die Beziehungen zwischen Menarche und Längenwachstum sind im Rahmen dieser Arbeit auch deshalb interessant, weil sie spezifisch sind. Denn körperliches Training übt keinen fördernden Einfluß auf das Körperlängenwachstum aus (s. auch Abb. 22, S. 31).

Bezüglich aller Maße der Körperfülle bestand eine Überlegenheit der M+-Gruppe über die M—-Gruppe. Dabei zeigt ein Vergleich der Verhältniszahlen von Oberarmumfang und Körpergewicht an, daß proportional die Muskulatur der oberen Extremität bei der M—-Gruppe besser entwickelt war, als bei der M+-Gruppe, obgleich bei den letzteren die absoluten Umfangswerte des Armes größer waren.

Leistungsmäßig waren die Mädchen der M+-Gruppe den Mädchen der M—-Gruppe im Kugelstoßen und in anderen Übungen, bei denen Körperkraft eine Rolle spielt, überlegen. Das umgekehrte Ergebnis wurde in den Lauf-Tests über 600 Yards erhalten, während beim 100 Yards-Sprint keinerlei Unterschiede zutage traten. Die Untersuchung bestätigte, daß untrainierte Mädchen beim Einsetzen der Pubertät kräftiger werden, während ihre körperliche Ausdauer abnimmt.

[2] Bischof TAPPS in Chester, England, wies kürzlich darauf hin, daß der Stimmbruch bei seinen Chorknaben jetzt 2 Jahre eher erfolgt, als vor 20 Jahren.

Alterns parallel. Die Zahl der Lebensjahre hat mit der Frage des Alterns weniger zu tun, als allgemein angenommen wird. Das Altwerden ist, abgesehen von den Veränderungen der äußerlichen Erscheinung, durch zwei Vorgänge charakterisiert. Durch das Auftreten der sogenannten Alterskrankheiten, und durch das

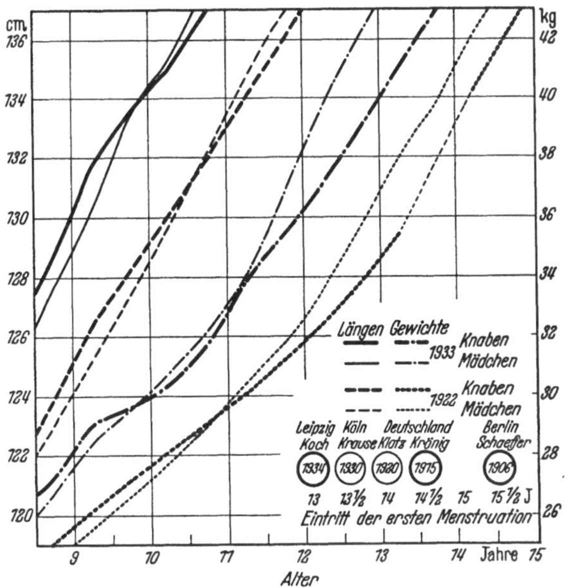

Abb. 37. Diese Abbildung, welche der Arbeit von E. W. KOCH aus dem Jahre 1935 entnommen ist, zeigt das Ausmaß der Verschiebung des Langen- und Gewichtswachstums von Kindern zwischen 8 und 15 in der kurzen Zeit von 1922 bis 1933. Gleichzeitig zeigt KOCH, wie das Alter des Eintritts der ersten Menstruation zwischen 1906 und 1934 um $2^1/_2$ Jahre vorverlegt ist. Es spricht alles dafur, daß die dargestellten Entwicklungsverschiebungen seit 1933 in der geschilderten Richtung weiter fortgeschritten sind.

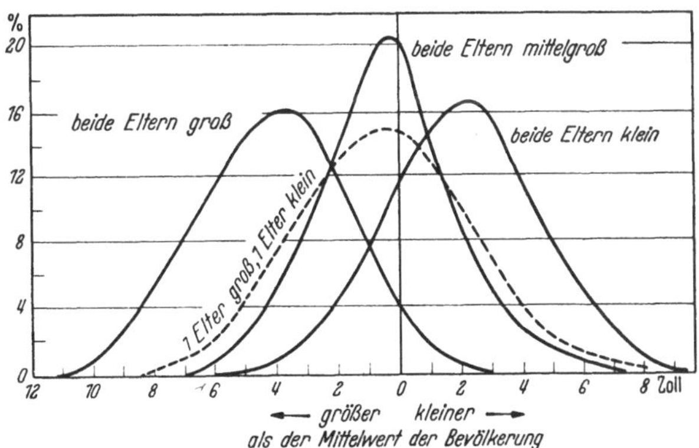

Abb. 38. *Der Einfluß der Körpergröße der Eltern auf die Körpergröße der Kinder.* 4 Verteilungskurven, die den Einfluß der Erbanlage auf die Korpergroße beweisen. Große Eltern haben die großten Kinder, kleine Eltern die kleinsten, mittelgroße Eltern mittelgroße. Ist einer der Eltern groß und der andere klein, so ergibt sich eine breite Streuungskurve. Der Erbeinfluß ist nicht allein bestimmend. Daher das Überschneiden der Verteilungskurven. Die größten Kinder kleiner Eltern sind großer als die kleinsten Kinder großer Eltern.

Nachlassen der Leistungsfähigkeit. *Nun gibt es, wie wir heute wissen, keine spezifischen Krankheiten des Alters.* Es ist lediglich so, daß insbesondere die degenerativen Herzkrankheiten, bösartige Geschwülste, Arteriosklerose, hoher Blutdruck und Nierenkrankheiten häufiger bei älteren Menschen auftreten als bei jüngeren.

Die Streuungsbreite des Beginns dieser Krankheiten ist jedoch so groß, daß von keiner spezifischen Bindung an das Alter gesprochen werden kann. Was nun die Leistungsfähigkeit betrifft, so wird in dieser Arbeit erstmalig bewiesen, daß von einem an eine bestimmte Altersklasse gebundenen Verfall nicht die Rede sein kann, und daß durch Training sogar eine leistungsmäßige Überlegenheit von alten Personen gegenüber jüngeren zustandekommt.

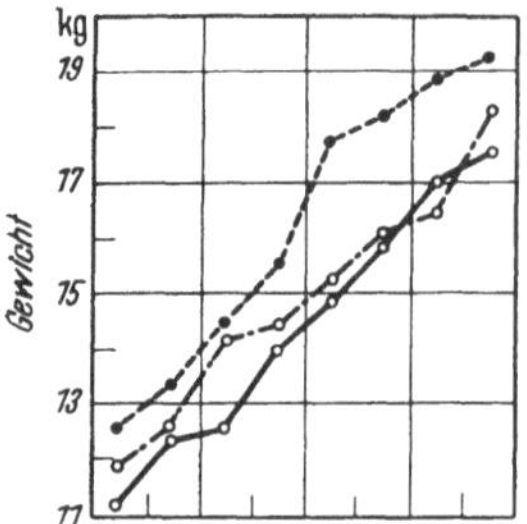

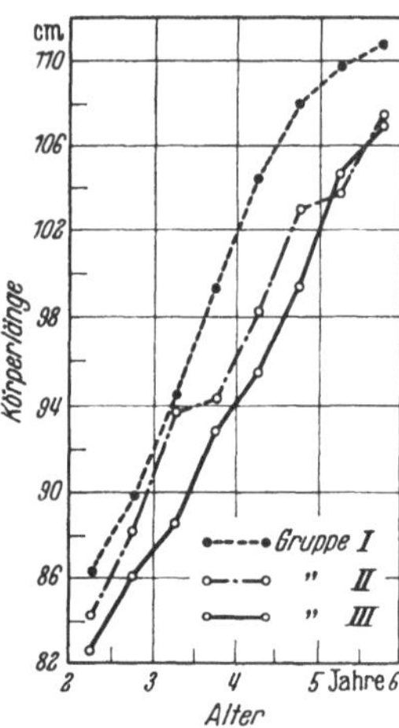

Abb. 39. *Wachstumskurven von Kindern des 2.—6. Lebensjahres.* (Große und Gewicht.) Der Dreiteilung des Zahlenmaterials, das in der Kurvenanordnung zum Ausdruck gelangt, liegen Unterschiede in der sozialen Herkunft der Kinder zu Grunde. Die Kinder aus sozial gehobenen und wirtschaftlich besser situierten Familien entwickeln sich rascher und werden großer und kraftiger als Kinder aus armeren Familien

Das Gesamtgeschehen der Reifungsverfrühung und der Verspätung des Alterns mit der daraus resultierenden größeren Leistungsbreite der individuellen Lebensperiode ist als „Zivilisationserscheinung" erklärt worden. Dieser Begriff ist verschwommen und besagt nichts. Tatsächlich handelt es sich um die Auswirkungen einer fortschrittlichen Sozialpolitik, die — ungeachtet schwerer Rückschläge — der Entwicklung Europas und der Vereinigten Staaten im vergangenen Jahrhundert ihren Stempel aufgedrückt hat. Es kann gezeigt werden, daß auf der ganzen Welt große Bevölkerungsgruppen an dem dargestellten Entwicklungsprozeß wenig oder gar nicht teilgenommen haben. Dieser Befund ist offensichtlich, wenn man arme und reiche Gesellschaftsschichten untersucht. In extremster Form gibt sich dieser Unterschied zu erkennen, wenn man fortschrittliche und sozial rückständige Länder vergleicht.

Zunächst sei auf Abb. 39 hingewiesen, in denen das Wachstum von Kindern in seiner Abhängigkeit vom Einkommen der Eltern unter Beweis gestellt wird. Die Kinder reicher Eltern sind größer als die Kinder armer Eltern. Und die Wachstumskurven von Kindern aus wirtschaftlich unterschiedlichem Milieu sind in gesetzmäßiger Weise verschieden. Diese Unterschiede geben sich auch bei Leistungsprüfungen zu erkennen. In Abb. 40 ist ein Befund, den ich bei einer schulärztlichen Untersuchung in einem Armenviertel an 121 6jährigen Kindern erhob, graphisch zusammengefaßt. Alle aufgezeigten Defekte sind umweltbedingt und können mittels geeigneter Pflegemaßnahmen verhütet oder geheilt werden. In Abb. 41 wird verdeutlicht, wie eine das Wachstum in spezifischer Weise beeinflussende Ernährungskrankheit, die Rachitis, in diesem Jahrhundert zurückgegangen ist. Sie ist in sozial wohlsituierten Familien heute so gut wie unbekannt.

Weiterhin werden sozialmedizinische Untersuchungen aus dem letzten Weltkrieg angeführt: Durchschnittskörpermaße und Diät von Soldaten der indischen und der neuseeländischen Armee sind gegenübergestellt. Bekanntlich ist Neuseeland ein wirtschaftlich und hygienisch fortschrittliches Land; Indien dagegen steht im Anfang jener Entwicklung, die in den anderen englischen Dominions, den Vereinigten Staaten sowie in West-Europa im letzten Jahrhundert die Gesellschaft revolutioniert hat.

Das Durchschnittsgewicht der neuseeländischen Soldaten war 155 Pfd. gegenüber 120 Pfd. bei den Indern; Körpergröße 1,72 m gegenüber 1,55 m; Lebenserwartung bei der Geburt 65 gegenüber 27 Jahren; Gesamtmortalität der Bevölkerung 9,2 gegenüber 21,8 pro Tausend; Kleinkindermortalität 31 gegenüber 167 pro Tausend; Tbc.-Mortalität 39 gegenüber 232 pro Hunderttausend (Abb. 42, S. 46).

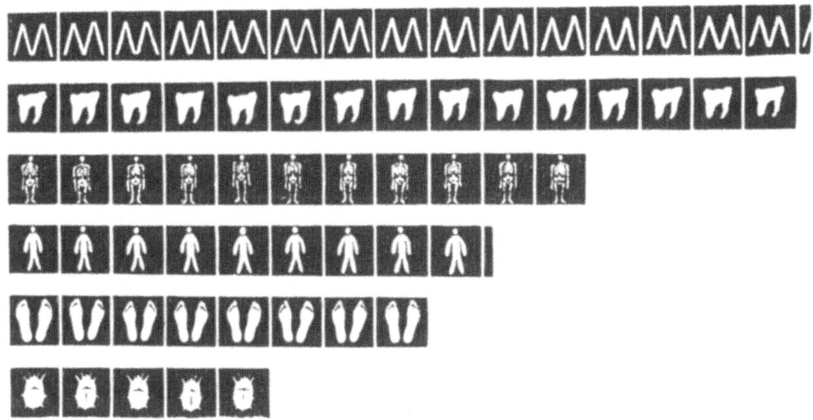

Abb. 40. *Einfluß der Armut auf den Gesundheitszustand.* Graphische Darstellung der Ergebnisse einer schulärztlichen Untersuchung in einem Armenviertel. 75% der Kinder waren unterernährt; (M-malnutrition); der Prozentsatz der Kinder mit Zahndefekten war gleichfalls 75%. 55% hatten Haltungsschwächen. 45% waren unterentwickelt. 40% hatten Fußschäden und 25% waren verlaust. — Nicht nur Körper*wachstum*, sondern auch Gesundheitszustand und körperliche Leistungsfähigkeit werden durch den sozialen und wirtschaftlichen Status der Familie weitgehend bestimmt. (Eigene Untersuchungen),

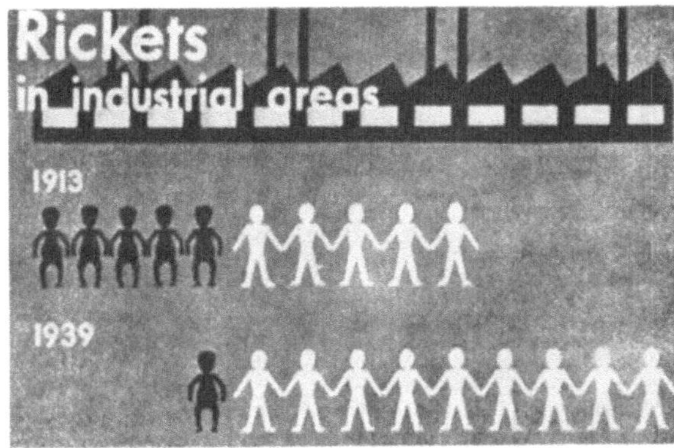

Abb. 41. Im Jahre 1913 waren 50% aller Großstadtkinder in England rachitisch, 1939 10%, heute 1% und weniger. Die Folge ist eine Zunahme des Tempos und des Endergebnisses des Wachstums der Kinder unserer Zeit. (Nach Lord BOYD ORR)

Tabelle 13. *Gymnasialschuler sind muskelkräftiger als gleichaltrige Volksschüler.* Druckkraft in kg.

Alter	Konigsberg PERL 1910		Lausanne NICEFORO 1910		Alter	Konigsberg PERL 1916		Lausanne NICEFORO 1910	
	Gymnasium	Volksschule	reich	arm		Gymnasium	Volksschule	reich	arm
6	9,7	8,6	—	—	11	18,5	16,6	16,7	16,6
7	14,1	9,6	10,0	8,6	12	21,1	18,3	19,0	18,8
8	14,9	10,2	11,8	10,8	13	23,5	20,1	21,5	20,0
9	15,3	12,1	14,5	12,3	14	27,1	24,1	24,8	23,3
10	15,8	14,9	15,7	14,6					

Die Diät der Neuseeländer ist gut, die der Inder schlecht. Einem Tagesdurchschnitt von 3600 Calorien für den Neuseeländer steht ein Tagesdurchschnitt von 2000 Calorien der Inder gegenüber. Dazu kommen entscheidende qualitative Unterschiede. Der Neuseeländer verzehrt biologisch hochwertige Nahrungsmittel

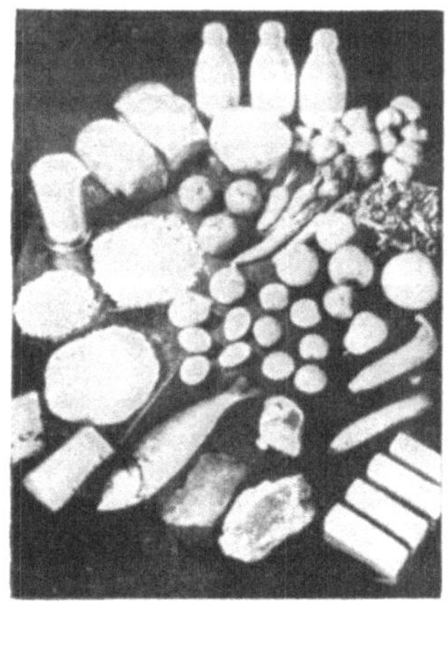
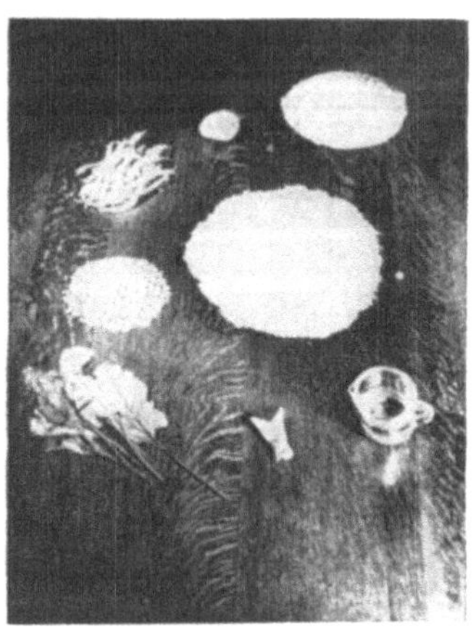
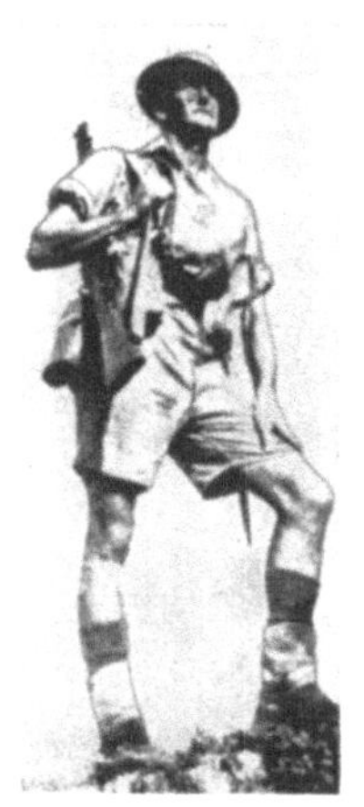
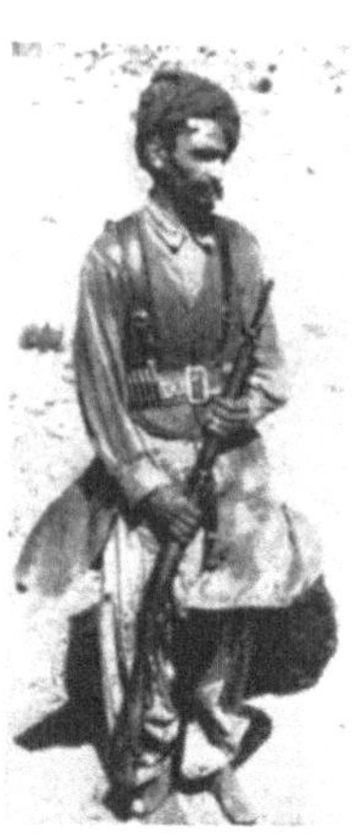

Abb. 42. Körperliche Entwicklung, Lebensdauer, Kindersterblichkeit, Tuberkulose und Medizinalstatistik spiegeln die sozialen und wirtschaftlichen Verhaltnisse des Landes wider. Während des letzten Krieges wurden Erhebungen an neuseeländischen und indischen Soldaten und ihrer Familien angestellt. Neuseeland ist ein fortschrittliches Land; Indien steht am Anfang der Entwicklung, die in Neuseeland weit fortgeschritten ist. Der neuseeländische Soldat wog im Durchschnitt 30 Pfd. mehr als der indische Soldat. Er war 13 cm größer, hatte eine Lebenserwartung von 28 Jahren mehr als der Inder. Die Sterblichkeitsraten waren 9,2 bzw. 21,8 pro Tausend; Tbc.-Ziffern 39 bzw. 232 pro Hunderttausend; Kleinkindersterblichkeit 31 bzw. 167 pro Tausend. Die Diät der Neuseelander ist gut, die der Inder schlecht. Einem Tagesdurchschnitt von 3600 Calorien für den Neuseeländer steht ein Tagesdurchschnitt von 2000 Calorien der Inder gegenüber. Dazu kommen entscheidende qualitative Unterschiede. Der Neuseelander verzehrt biologisch hochwertige Nahrungsmittel wie Milch, Molkereiprodukte, Fleisch, Fisch, frisches Gemuse und Obst; der Inder lebt an der Grenze des physiologisch Moglichen.

wie Milch, Molkereiprodukte, Fleisch, Fisch, frisches Gemüse und Obst; der Inder lebt an der Grenze des physiologisch Möglichen.

Ein weiteres Beispiel ist in der unterschiedlichen Lebenserwartung weißer und farbiger Einwohner Südafrikas gegeben. Die Lebenserwartung weißer Südafrikaner ist ungefähr die gleiche, wie die der Bevölkerung Europas und der Vereinigten Staaten; die der Schwarzen mindestens 20 Jahre weniger. Da der Unterschied hauptsächlich durch die Häufigkeit von Infektionskrankheiten und Unterernährung im Kindes- und Jugendalter bedingt ist, erhält man ein weniger unterschiedliches Vergleichsbild, wenn man die Lebenserwartung weißer und farbiger Südafrikaner nach dem 18. Lebensjahr gegeneinanderstellt. Dagegen

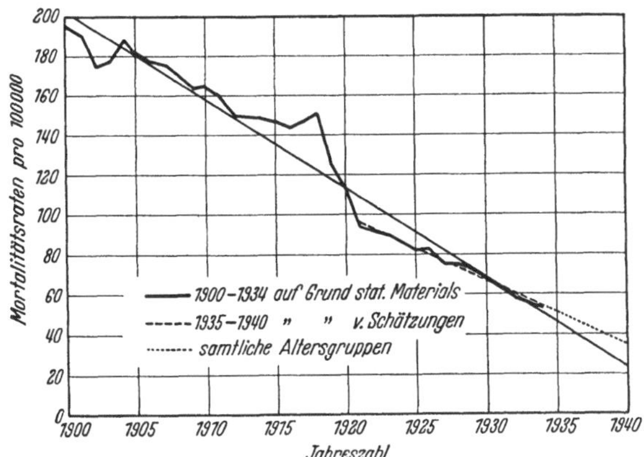

Abb. 43. Die Tuberkulose ist in West-Europa und den Vereinigten Staaten eine aussterbende Krankheit; obgleich katastrophale Ereignisse wie Kriege, Bombenzerstörungen von Städten usw. zu schweren zeitweiligen Rückschlägen führen können, kann in Europa und den Vereinigten Staaten mit einem Verschwinden der Krankheit noch in diesem Jahrhundert gerechnet werden. — In dieser Abbildung ist das Absinken der Sterblichkeitsziffern in den Vereinigten Staaten zwischen 1900 und 1940 dargestellt.

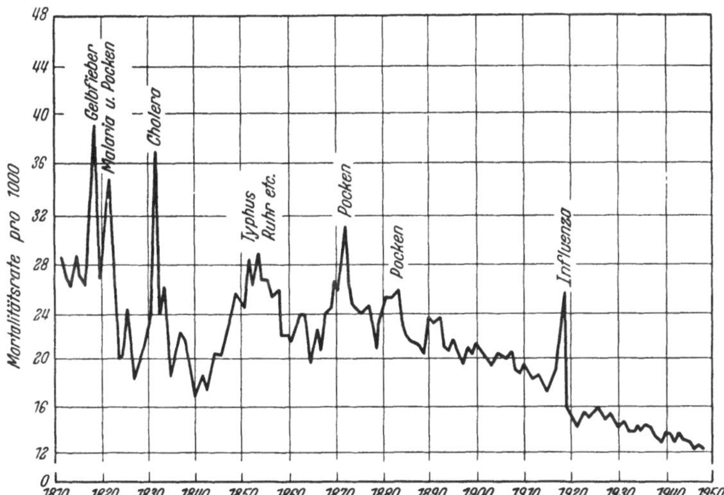

Abb. 44. Die Verlängerung der Lebensdauer, die sich in den letzten $1^1/_2$ Jahrhunderten entwickelt hat, beruht großenteils auf der Tatsache, daß die Infektionskrankheiten unter Kontrolle gebracht worden sind. — Die Abbildung gibt die Prozentrate der Todesfälle pro Tausend von 1810 bis 1950 für die Stadt Baltimore wieder. Gelbfieber, Malaria, Pocken, Cholera, Typhus, Darminfektionen spielen heute eine zahlenmäßig geringe Rolle. Vor 100 Jahren stellten diese Krankheiten noch häufige Todesursachen dar.

ist die Rückwirkung der schlechten hygienischen Verhältnisse auf die Länge der Erwerbsfähigkeit der Schwarzen augenscheinlich: Sie beträgt etwa ein Drittel der Länge der Erwerbsfähigkeit Weißer.

Die den aufgezeigten physiologischen Unterschiedlichkeiten zugrunde liegenden Ursachen sind in allen Fällen sozialer Natur. Genauer gesagt, es machen sich dabei zwei Hauptursachen geltend: Ernährung und das Maß der Anfälligkeit von Infektionskrankheiten.

Es ergibt sich also folgendes Gesamtbild, welches für die Fragestellung der vorliegenden Arbeit von Bedeutung ist: Lebensdauer, Ernährungszustand, Wachstum und Krankheitsverteilung werden von sozialen Umständen, und diese wiederum von sozialen Ideen bestimmt. Wo immer fortschrittliche Ideen ihren Niederschlag finden, zeigt sich in der Sozialstatistik eine lange Lebendauer, ein guter Ernährungszustand, ein optimales Wachstum und eine günstige Gesundheitslage: unter solchen Umständen werden Kräfte frei für wertvolle menschliche

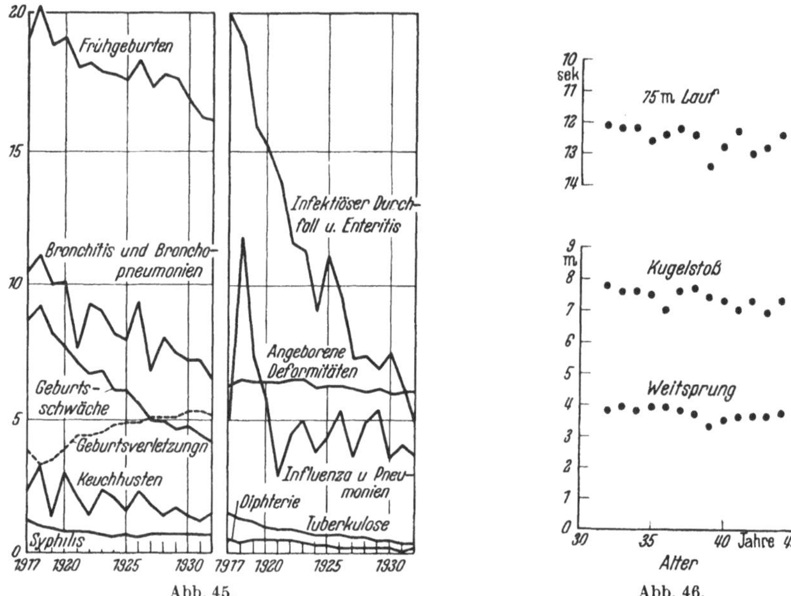

Abb. 45. Abb. 46.

Abb. 45. Die Säuglings- und Kleinkindersterblichkeit hat in der ersten Hälfte dieses Jahrhunderts außerordentlich abgenommen. Aus dieser Darstellung geht der Abfall der Sterblichkeitsziffern für frühgeborene Kinder sowie an Haupterkrankungsursachen in dieser Lebensperiode von 1917 bis 1932 hervor. Seit 1932 zeigt die diesbezügliche Medizinalstatistik weitere Verbesserungen an.

Abb. 46. *Alter und Durchschnittsleistungen der Turnerinnen.* Zwischen 32 und 45 bleibt die Leistungshöhe trainierter Turnerinnen konstant. Die in diesen Kurven dargestellten Werte stellen eines der wichtigsten Ergebnisse der vorliegenden Untersuchung dar. Die Konstanz und damit die Altersresistenz der Leistung zwischen 32 und 45, die die Dominanz des Trainings für die körperliche Leistungsfähigkeit unter Beweis stellt, kann zweifellos auf eine weitere Zeitperiode ausgedehnt werden. Bei den Marburger Wettkämpfen stieß eine 52jährige die Kugel 7,10 m weit, gegenüber einer Durchschnittsleistung der Gesamtgruppe der 32jährigen Frauen von 7,80 m. Eine 47jährige sprang 4,10 weit, gegenüber einem Durchschnitt von 3,80 m für die 32jährigen; die Laufzeit einer 47jährigen Frau war 12,1 sec; das entspricht der Durchschnittszeit der 32jährigen.

Aufgaben, für Bildung und Kunst, für moralische Entwicklung und für die Erweiterung der persönlichen Freiheit.

Das vorliegende Tatsachenmaterial zeigt, daß das Altersturnen einen wichtigen Platz in dieser fortschrittlichen Entwicklung einnimmt.

Der Bericht über die Leistungen beim Altersturnfest in Marburg (August 1952) stellt in diesem Zusammenhang ein eindrucksvolles und überzeugendes wissenschaftliches Dokument dar. Es sei zunächst auf Abb. 46 hingewiesen, aus der ersichtlich ist, daß die absolute Leistungsfähigkeit der Turnerinnen zwischen dem 30. und 45. Lebensjahr sich kaum ändert. Allein die Tatsache sowie der Befund, daß beim Mehrkampf der ältesten Männergruppe 65jährige und 70jährige in großer Anzahl viel jüngere Teilnehmer leistungsmäßig überragen, beweisen, wie entscheidend körperliches Training für die Erhaltung der Leistungsfähigkeit ist.

Eine weitere Folgerung ergibt sich aus den geringen Gesamtleistungsunterschieden der Teilnehmer. Selbst die schwächsten Leistungen der ältesten Turner sind besser als Durchschnittsleistungen untrainierter gesunder Menschen, die 30 oder 40 Jahre jünger sind. *Die Altersturner des Deutschen Turner-Bundes stellen eine Sondergruppe dar, die sich in vorteilhafter Weise heraushebt aus dem Durchschnitt ihrer Altersklasse, und zwar dadurch, daß sie ihre körperliche Leistungsfähigkeit in systematischer Weise auf hohem Niveau erhalten hat.* Bezüglich der körperlichen Leistungsfähigkeit alter Menschen waltet ein Alles-oder-Nichtsgesetz

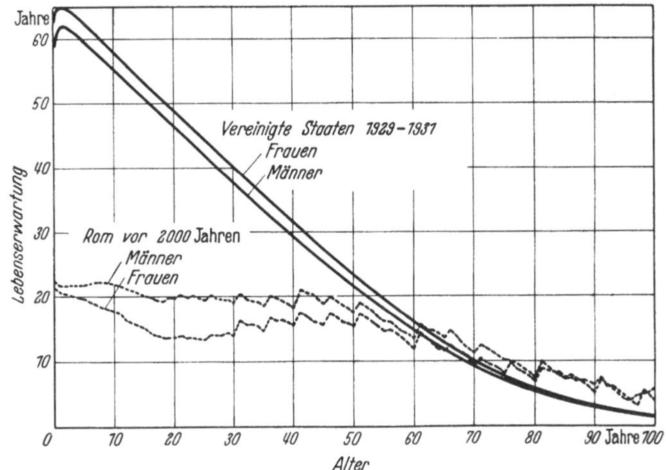

Abb. 47. *Lebenserwartung im klassischen Rom vor 2000 Jahren verglichen mit Lebenserwartungskurven in den Vereinigten Staaten um 1930.* Seit 1930 haben sich die Lebenserwartungskurven in den Vereinigten Staaten weiter gebessert.

ob: jeder Mann und jede Frau, die die Energie aufbringen, das Turnen fortzusetzen, bleiben fit und leistungsfähig bis ins hohe Alter, während Inaktivität zum frühzeitigen Altersverfall führt.

Der große englische Mathematiker Carl Pearson hat anhand einer Analyse der Inschriften von Mumiengräbern und Grabsteinen die durchschnittliche Lebensdauer von Völkergruppen des Altertums errechnet und mittels versicherungsstatistischer Methoden mit neuzeitlichen Zahlenangaben verglichen. In Abb. 47 sind die Kurven der Lebenserwartung von der Geburt bis zum höchsten Lebensalter in Rom vor 2000 Jahren und in den Vereinigten Staaten um 1930 wiedergegeben. Dabei zeigen sich vornehmlich zwei Tatsachen, die für unsere Betrachtungen von Belang sind. Zunächst spiegelt sich die hohe Kinder- und Jugendsterblichkeit in der Antike in dem unterschiedlichen Verlauf der Kurven wider. Zweitens aber zeigt es sich, daß diejenigen, welche 50 Jahre hinter sich gebracht hatten, im klassischen Altertum die gleichen oder sogar bessere Lebensaussichten hatten als 50jährige heutzutage.

Jedoch im klassischen Griechenland, bereits zu einer Zeit, als die durchschnittliche Lebensdauer der Bevölkerung etwa 33 Jahre war, wurden die großen geistigen Beiträge in ihrer überwiegenden Anzahl von einer proportional kleinen Gruppe alter Menschen geliefert. Aeschylus wurde 69, Diogenes 89, Hippokrates 85, Pindar 79, Plato 80, Plutarch 74, Pythagoras 82, Sophokles 89 und Xenophon 73 Jahre alt.

Auswirkungen der Entwicklungsverschiebungen auf den Sport.

Es wurde darauf hingewiesen, daß der komplexe Vorgang der Entwicklungsverschiebung, der sich zu einer Verfrühung des Wachstums und der körperlichen Entwicklung sowie in einem Späterwerden des Alterns kundtut, als Ausdruck sozialer Verbesserung gedeutet werden muß. Diese Schlußfolgerung läßt sich anhand einer demographischen Analyse der Sportleistungen der Welt beweisen. In Abb. 48 erscheint eine geographische Übersicht der Welt, die in einer zweiten Darstellung unter Zugrundelegung der unterschiedlichen Bevölkerungsdichten

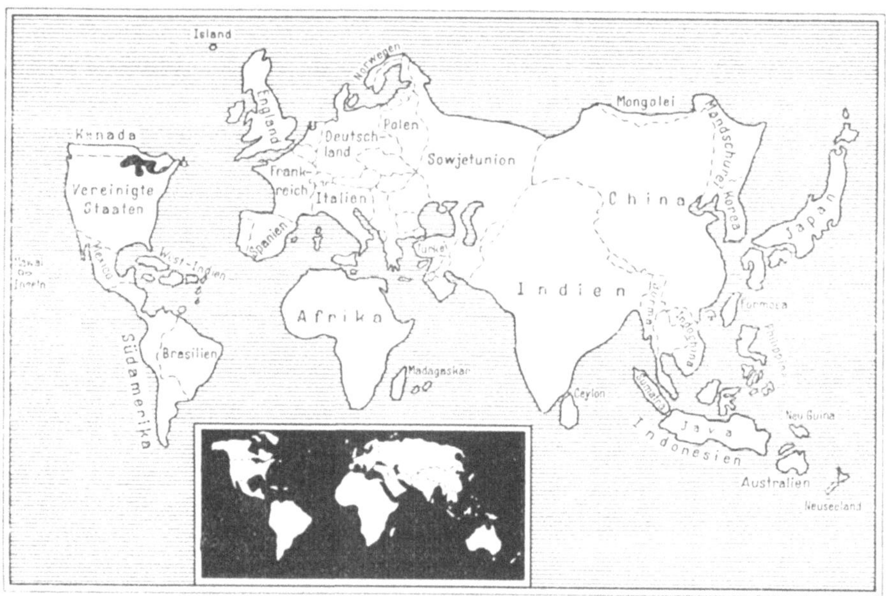

Abb. 48. Gesamtweltkarte (kleines Rechteck auf schwarzem Grund). Die große Karte gibt die Welt verzeichnet wieder, um die Bevölkerungsdichte der verschiedenen Gebiete zu kennzeichnen. Indien, China, Japan und Java schwellen an, Australien verschwindet. (Aus "The Economist", London.)

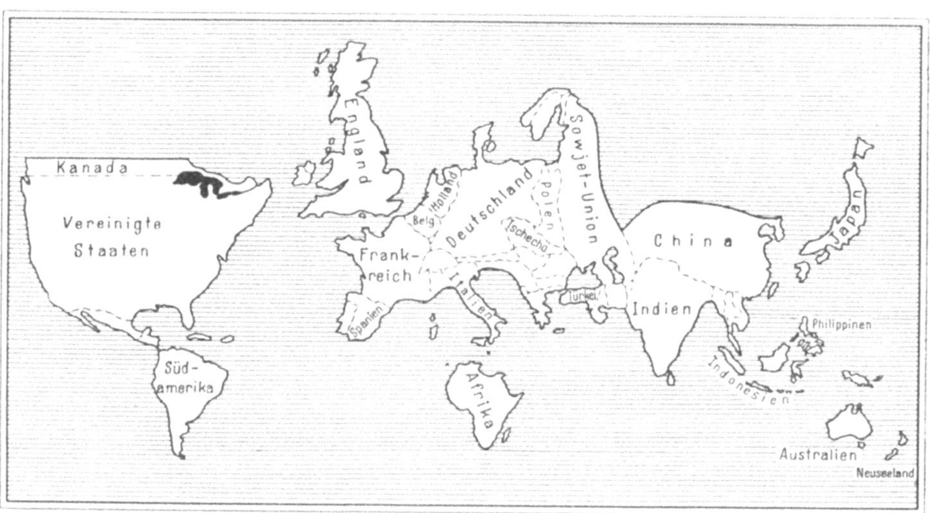

Abb. 49. Weltkarte wiederum verzeichnet, diesmal entsprechend dem nationalen Einkommen der verschiedenen Länder. England, West-Europa und die Vereinigten Staaten dominieren.

der verschiedenen Gebiete verzeichnet wiedergegeben ist. In dieser verzeichneten Karte sind also die überdurchschnittlich bevölkerten Weltteile zu groß und die unterdurchschnittlich bevölkerten Weltteile zu klein. In Abb. 49 ist die Welt noch einmal verzeichnet dargestellt, und zwar diesmal unter Berücksichtigung der wirtschaftlichen Verhältnisse. Die armen Länder sind diesmal klein und die reichen Länder groß. Es ist offensichtlich, daß die großen Bevölkerungsreservoire der Welt, insbesondere Asien und Süd-Amerika, aber auch das relativ dünn bevölkerte Afrika in dieser Darstellung zusammenschrumpfen, während die Vereinigten Staaten und West-Europa eine ihrer zahlenmäßigen Größe nicht entsprechende Dominanz erhalten.

Es sind die auf dieser Karte auffallenden Länder, die im internationalen Sport an der Spitze stehen. Aus Asien, Afrika und Süd-Amerika kommen keine olympischen Sieger in proportionaler Anzahl, wie sie Amerika und West-Europa liefern. Um sportliche Rekordleistungen vollbringen zu können, müssen gewisse hygienische, technische und intellektuelle Voraussetzungen gegeben sein. Diese Voraussetzungen stellen den Boden dar, auf welchem körperliche Höchstleistungen wachsen. Je differenzierter die Leistungsforderungen, um so deutlicher manifestiert sich die Abstufung der sozialen Verhältnisse als Determinator sportlicher Spitzenleistungen. Es kommt vor, daß im Marathonlauf, den man als das „ungelernte Handwerk des Sportes" par excellence bezeichnen kann, ein Vertreter eines unentwickelten Volkes zum Erfolg gelangt, nie jedoch im Stabhochsprung oder Fechten oder im Olympischen Fünfkampf.

Am eindrucksvollsten läßt sich die Bedeutung sozialer Kräfte auf die Entfaltung der körperlichen Leistungsfähigkeit nachweisen, wenn man die Erfolge der afrikanischen und pazifischen schwarzen Sportler mit denen der amerikanischen und westindischen Negerathleten vergleicht. Obgleich zahlenmäßig die 300 Millionen Schwarzen in Afrika südlich der Wüste Sahara und in der Südsee zu einem erheblichen Anteil an olympischen Siegesmedaillen berechtigt zu sein scheinen, haben sie bisher noch keine errungen. Und dies ungeachtet der Tatsache, daß alle Schwarzen als anthropologische Gruppe eine Sonderbegabung auf dem Gebiet der körperlichen Leistungsfähigkeit besitzen, wie ich in mehreren in Afrika durchgeführten Arbeiten gezeigt habe. Die soziale Rückständigkeit Afrikas und der Südseeländer hält ungeheure Kräfte zurück, die zur Entfaltung gelangen können, wenn sich die Umweltverhältnisse in diesen Erdteilen bessern.

Die außerordentlichen Erfolge der nord-amerikanischen Neger stellen, wie in diesem Zusammenhang ersichtlich ist, einen wirklichen Triumph einer liberalen und fortschrittlichen Politik dar, die in den Vereinigten Staaten in den letzten 50 Jahren durchgeführt worden ist, und die trotz oder vielleicht wegen der vielfachen Kritik, die in Amerika selbst zu dieser Frage geübt wird, stetig fortschreitet. Obgleich die farbige Bevölkerung der Vereinigten Staaten weniger als 10% der Gesamtbevölkerung ausmacht, ist der Anteil der amerikanischen Farbigen an dem olympischen Erfolg der Vereinigten Staaten, besonders in der Leichtathletik so groß, daß er beinahe 50% der amerikanischen Gesamtpunktzahl in dieser Sportart erreicht. Ebenso stellen die großen schwarzen Athleten aus Jamaica ein beredtes Beispiel für die liberale moderne Kolonialpolitik Englands dar. WINT und BAILEY studieren in London, McKENLEY, RHODEN und LANG haben keine Schwierigkeiten nach Amerika zu reisen und dort zu trainieren und an Wettkämpfen teilzunehmen. In Afrika selbst sind es die neugeschaffenen autonomen Staaten der Westküste, insbesondere die Goldküste und Nigerien, die auf Grund

Tabelle 14. *Die Entwicklungsbeschleunigung und -verschiebung,* welche sich in im Anstieg der Olympischen Leistungen, seit den

	110 m Hürden		400 m Meter		1500 Meter	
Athen 1896	Curtis, USA	17,6	T. E. Burke USA	54,2	E.H.Flack, Australien	4:33,2
Paris. 1900	Kränzlein, USA	15,4	M. W. Long, USA	49,4	C. Bennett, England	4:06,0
St. Louis . . . 1904	F. W. Schule, USA	16,0	Hillmann, USA	49,2	Lightbody, USA	4:05,4
London . . . 1908	Smithson, USA	15,0	W. Halswell, England	50,0	Sheppard, USA	4:03,4
Stockholm . . 1912	F. W. Kelly, USA	15,1	Reidpath, USA	48,2	Jackson, England	3:56,8
Antwerpen . . 1920	E. Thomson, Kanada	14,8	B. S. Rudd, Südafrika	49,6	A. G. Hill, England	4:01,8
Paris. 1924	P. C. Kinsey, USA	15,0	E. H. Ridell, England	47,6	P. Nurmi, Finnland	3:53,6
Amsterdam . . 1928	Atkinson, Südafrika	14,8	R. Barbutti, USA	47,8	H. Larva, Finnland	3:53,2
Los Angeles. . 1932	G. Salin, USA	14,6	W. Carr, USA	46,2	Beccali, Italien	3:51,2
Berlin 1936	F. Tows, USA	14,2	Williams, USA	46,5	Lovelock, Neuseeland	3:47,8
London . . . 1948	Porter, USA	13,9	Wint, Jamaica	46,2	Eriksson, Schweden	3:49,8
Helsinki . . . 1952	H. Dillard, USA	13,7	G. Rhoden, Jamaika	45,9	J. Barthel, Luxemburg	3:45,2

der von England geförderten kolonialen Eigenverwaltung politisch und sozial sich entwickeln und bei denen im Zuge der dadurch geschaffenen Umwälzungen eine moderne Sportbewegung ersteht. Die Nationalmannschaften der beiden letztgenannten Länder erregten in Helsinki berechtigtes Aufsehen.

Von der Peripherie der Welt kommen immer wieder vereinzelte erstklassige Sportsleute, aber fast stets aus Gegenden, in welchen moderne wirtschaftliche, technische und — mit Einschränkungen — soziale Ideen Eingang gefunden haben: aus Japan, aus Neuseeland, aus Australien und aus Südafrika; aber auch hier nur aus Bevölkerungsschichten, die an diesen fortschrittlichen Bedingungen Anteil zu nehmen in der Lage sind. Und selbst aus den „sportlich stummen" Gebieten der Welt kommen hier und da Einzelleistungen, welche beweisen, wie nahe an der Oberfläche die ihrer Entfaltung harrenden körperlichen Begabungen der Menschen auch in sozial rückständigen Gebieten der Welt sind. Die berühmte indische Hockey-Mannschaft stellt in ihrem Lande zunächst einmal eine wirtschaftlich ausgewählte Gruppe dar. Durch engen gesellschaftlichen Kontakt mit den Engländern haben diese Sportler die Technik des alten europäischen Spieles so vollkommen erlernt, daß sie nun ihre Meister übertreffen. Der brasilianische Negerspringer DA SILVA hatte das Glück, in Rio de Janeiro den ehemaligen deutschen Meister GERNER als Trainer zu haben und auf diese Weise hervorragende bewegungstechnische Kenntnisse zu erlangen, die zur Olympischen Goldmedaille und zum Weltrekord führten.

Sportrekorde.

Auf wenigen Gebieten hat sich der Beschleunigungsprozeß der Körperentwicklung während der letzten 50 Jahre so markant zu erkennen gegeben, wie in der Entwicklung der sportlichen Leistungen.

den letzten 50 Jahren bemerkbar gemacht hat, gibt sich in eindrucksvoller Weise ersten Spielen, im Jahre 1896 in Athen zu erkennen.

Weitsprung		Stabhochsprung		Kugelstoßen		Diskuswerfen	
E. Clark, USA	6,35	W. Hoyt, USA	3,30	R. Garrett USA	11,22	R. Garrett, USA	29,15
Kränzlein, USA	7,025	J. Baxter, USA	3,30	Shelton, USA	14,10	Bauer, Ungarn	36,40
Prinstein, USA	7,34	C. Dvorak, USA	3,505	R. Rose, USA	14,805	Sheridan, USA	39,395
F. C. Irons, USA	7,48	E. Cook, USA	3,708	R. Rose, USA	14,21	Sheridan, USA	40,89
Gutterson, USA	7,60	H. Babcock, USA	3,95	McDonald, USA	15,34	Taipale, Finnland	45,21
Pettersson, Schweden	7,15	F. K. Foss, USA	3,80	Pörhölä, Finnland	14,81	E.Niklander, Finnalnd	44,685
Hubbard, USA	7,445	C. Barnes, USA	3,95	Houser, USA	14,995	Houser, USA	46,155
E. B. Hamm, USA	7,73	S. W. Carr, USA	4,20	J. Kuck, USA	15,87	Houser, USA	47,32
E. Gordon, USA	7,64	W. Miller, USA	4,315	Sexton, USA	16,005	Anderson, USA	49,48
J. Owens, USA	8,06	Meadows, USA	4,35	Woellke, Deutschland	16,29	Carpenter, USA	50,48
Steele, USA	7,825	Smith, USA	4,30	Thompson, USA	17,12	Consolini, Italien	52,78
J. G. Biffle, USA	7,57	R.E.Richards, USA	4,55	P.O'Brien jr. USA	17,41	G. Iness, USA	55,3

Daß Fortschritte rein sportlich-technischer Natur dabei einen wichtigen Beitrag geliefert haben, untersteht keinem Zweifel. Es liegt jedoch in der Natur des Beschleunigungsvorganges der menschlichen Entwicklung, daß die gesamte Umweltstruktur der Zivilisation der Zeit sich in der Erscheinungs- und Verhaltungsweise der Bevölkerung fortschrittlicher Länder kundtut. In Tab. 14 sind die Leistungen der Olympiasieger seit 1896 für den 400-, 1500- und 110 m-Hürdenlauf, den Weitsprung, Stabhochsprung, Kugelstoßen und Diskuswerfen dargestellt. Die Zahlen sprechen für sich.

Alter und Leistung im Sport.

In einer bemerkenswerten Arbeit „Die Altersbreite der Körperleistung" hat Diem kürzlich das zu dieser Frage zur Verfügung stehende Tatsachenmaterial in origineller Weise dargestellt, dem ich weitere Daten hinzufüge:

Jugendleistungen.

Unter den Medaillenträgern bei den Olympischen Spielen in London 1948 war eine 16jährige japanische Diskuswerferin (Ko Nakamura), vier 17jährige Springerinnen und Läuferinnen; eine 16jährige und zwei 18jährige errangen goldene und silberne Medaillen. Beim Turnen war die jüngste Teilnehmerin 15 und die jüngste Siegerin (Anita Bärwirth) 18 Jahre alt. Daß beim Schwimmen jugendliche Teilnehmer im Vorteil sind, ist seit den Olympischen Spielen des Jahres 1932 bekannt, bei denen japanische Schulknaben den Löwenanteil davontrugen. 1948 war der jüngste männliche Teilnehmer der 13jährige Ungar György Erdelyi (100 m-Rückenschwimmen); ferner waren drei 15-, drei 16-, neun 17jährige am Start; unter den Medaillenträgern gab es drei 18-, drei 19- und sieben 20jährige. Bei den Frauen war die Dänin INGE SÖRENSEN, die sich am 200 m-Brustschwimmen beteiligte (3 Min. 07,8 Sek.), 12 Jahre alt; ferner eine 13-, drei 14-, vier 15- und vierzehn 16jährige. Inge erhielt eine Bronce-Medaille; weiter wurden eine 13-, vier 14-, zwei 16-. drei 17-, fünf 18-. zwei 19- und vier 20-jährige mit Medaillen ausgezeichnet.

MAUREEN CONOLLY, in San Diego (Kalifornien) am 17. September 1934 geboren, hat mit noch nicht 16 Jahren die amerikanische Tennismeisterschaft errungen. HELEN WILLS-MOODY hat im Jahre 1923, zwei Monate vor ihrem 18. Geburtstag, den amerikanischen Tennisthron bestiegen. Der Däne KURT NIELSEN trat im Jahre 1948, mit 17 Jahren dem englischen Davis-Cup-Spieler TONY MORAM in der französischen Tennismeisterschaft gegenüber, noch ohne zu siegen, und gewann mit 18 Jahren gegen den Amerikaner PARKER in Wimbledon.

Einige der heute führenden deutschen Kunstturner wie DICKHUT, BANTZ, die Gebrüder WIED haben mit 17 und 18 Jahren im Endkampf um die deutsche Meisterschaft gestanden, und KIEFER turnte 1938 mit 18 Jahren in der Nationalmannschaft gegen Polen.

Im Eiskunstlauf begann SONJA HENIE bei den Olympischen Spielen 1924 in Chamoix mit 11 Jahren ihre großartige Laufbahn. Der 10jährige Franzose ALAIN GILETTI überraschte bei den Europameisterschaften in Wien im Jahre 1951 und die ebenso alte YVONNE SUGDEN wurde als Ersatz in die englische Olympische Kunstlaufmannschaft 1952 aufgenommen. Es treten immer wieder 13jährige Mädchen mit olympiareifen Leistungen auf die gefrorene Fläche. Die kindliche Japanerin ETSUKO INADA ist von den Olympischen Spielen 1936 in Garmisch her noch in Erinnerung; sie wurde zehnte unter 26 Läuferinnen. Die heute 17jährige GUNDI BUSCH aus München betrat mit 4 Jahren die Eisbahn und zeigte sich mit 10 Jahren als zukünftige Meisterin in der Pause eines Schaulaufens des Ehepaares BAIER. Bei den Olympischen Spielen 1948 in St. Moritz waren JAMES GROGAN und KAROL KENNEDY aus USA 16 Jahre alt; die letztere bestritt mit ihrem 17jährigen Bruder das Paarlaufen. Der damalige Olympiasieger RICHARD BUTTON zählte 18 Jahre. Er gewann wieder 1952 in Oslo.

Bei den VIII. Internationalen Winterspielen 1952 in Garmisch-Partenkirchen zeigte ein jugendliches Paar aus Frankfurt eine Kunstlaufschau; der Knabe war 14, das Mädchen 8 Jahre alt.

Ein 15jähriges Schulmädchen errang als Mitglied der amerikanischen Frauenstaffelmannschaft über 4×100 m in Helsinki eine Goldmedaille.

Zum Schluß dieser Auswahl sei BOB MATHIAS genannt. Er gewann mit $17^1/_2$ Jahren 1948 bei den südpazifischen Leichtathletikmeisterschaften mit 7094 Punkten den Zehnkampf. Ende Juni die USA-Meisterschaft und im August desselben Jahres mit 7139 Punkten die goldene Olympische Medaille. Im Jahre 1950 erzielte er 8042 Punkte. Seine Zehnkampfleistungen waren: 100 m in 10,9 sec; 400 m in 51 sec, 1500 m-Lauf in 5 min 0,51 sec; 110 m Hürden in 14,7 sec; Weitsprung 7,10 m; Hochsprung 2,02 m; Kugelstoß 14,49 m; Stabhochsprung 3,98 m; Diskuswurf 44,65 m; Speerwerfen 55,59 m. 1952 wiederholte er seinen Olympischen Zehnkampfsieg. Der Zweite in diesem Wettbewerb, der Amerikaner CAMPBELL, war 18 Jahre alt. MATHIAS' Leistungen in Helsinki sowie die Leistungen CAMPBELLs, gehen aus der nachfolgenden Zusammenstellung hervor:

Tabelle 15.

100 m	Weit-sprung	Kugel-stoß	Hoch-sprung	400 m	110 m Hurden	Diskus	Stabhoch	Speer	1500 m
M. 10,9	6,98	15,30	1,90	50,2	14,7	46,89	4,00	59,21	4:50,8
C. 10.7	6.74	13.89	1,85	50,9	14,5	40,50	3,30	54,54	5:07,2

Altersleistungen.

Der Finne Dr. HEIKKI SAVOLAINEN, der mit 41 Jahren im Jahre 1948 auf der Londoner Olympiade im Reckturnen siegte, errang in Helsinki mit 45 Jahren wiederum eine Bronzemedaille. Der Schweizer 10 km-Geher SCHWAB war 52 Jahre alt, als er sich im Olympischen Wettkampf 1948 auszeichnete. Der Dritte im 50 km-Gehen, der Engländer JOHNSON, war 48 Jahre alt, der Zweite im Marathonlauf, RICHARDS, 48, und der Hürdenläufer FINLAY 40. Im Alter von 42 Jahren gewann im Jahre 1924 der Finne STENROOS in Paris den Olympischen Marathon-Wettbewerb. DIEM nennt weiter OTTO EITEL, der mit 41 Jahren Deutscher Waldlaufmeister wurde; BONNEDER aus Regensburg, der mit 40 Jahren durch einen Sprung von 1,92 m die deutsche Meisterschaft errang und mit 45 Jahren noch in der Bestenliste stand; den englischen Ruderer JACK BERESFORD, der fünfmal hintereinander Olympische Siegesmedaillen im Rudern errang und seinen 50. Geburtstag noch im Rennboot beging; und den Schweizer Bergsteiger CHEVALIER aus Genf, der mit 74 Jahren die 4166 m hohe Jungfrau in Normalzeit bestieg. Der großartige Erfolg der englischen Everest Expedition im Vorjahr, die mit dem Triumph von HILLARY und TENZING endete, war weitgehend der beispiellosen Leistung des Hauptträgers DAWA TONDU zu danken, der wiederholt schweres Ausrüstungsmaterial vom Advance Base Camp zum South Cole (etwa 7000 m) heraufschleppte. DAWA TONDU war 49 Jahre alt.

Bei den Turnern läßt sich dem Olympiasieger SAVOLAINEN der heute 45jährige ALFRED MÜLLER (Leuna) an die Seite setzen; doch auch Turner wie STEFFENS und FREY (44 Jahre), STANGL (41 Jahre) und SCHWARZMANN, der mit 42 Jahren in Helsinki die Silbermedaille errang, sind Weltklasse. Zu ihnen darf sich der vierfache deutsche Meister von 1925, FRITZ KURZ (München), gesellen, der ebenfalls wieder in Frankfurt beim Turnfest des Jahres 1948 mit 50 Jahren Sieger in der Altersklasse wurde. Beim Deutschen Turnfest 1933 in Stuttgart turnte der 54jährige JOSEF SEITZER aus Gmünd-Schondorf, der 30 Jahre zuvor beim Turnfest in Nürnberg zum ersten Male und im ganzen 5mal als Sieger gekrönt wurde. Auch AUGUST MÜHLNER vom T.V. Vorwärts (Breslau) und KARL GUTSCH (Berlin) sind 30 Jahre lang (1898—1928) immer wieder Turnfestsieger gewesen. Beim Skiabfahrtslauf im Parsenn-Derby legte im Jahre 1933 der älteste Teilnehmer, der 64jährige Schweizer STEFAN BLASSER, die etwa 10 km lange Strecke mit 2000 m Höhenunterschied in 38 min 57 sec zurück. Im Schwimmen kennen wir zwei bedeutende Altersleistungen; ARNE BORG durchmaß die 100 m-Strecke an seinem 48. Geburtstag im Crawlschlag mit 1 min 05,6 sec, und JOHN WEISSMÜLLER benötigte mit 47 Jahren zum erstenmal für diese Strecke 60 sec, nachdem er sie 25 Jahre lang unter dieser Zeit durchmessen hatte.

Nahe liegt es, hier an v. CRAMM zu denken, der mit 42 Jahren immer noch an der Spitze des deutschen Tennissports und als wichtigster Vertreter in internationalen Kämpfen steht. Noch älter sind die beiden französischen Tennismeister

Borotra, geb. 1898 und Cochet, geb. 1901, die ebenfalls noch über eine volle internationale Leistungshöhe verfügen und erstklassige jugendliche Wettbewerber, die nur die Hälfte ihrer Jahre zählen, überrunden. Mit 47 Jahren schlug Tilden in Edinburgh den auf der Höhe seiner Form stehenden 24jährigen Weltmeister Dan Budge.

Von Wichtigkeit sind Gruppenanalysen des Anteiles der jugendlichen bzw. älteren Teilnehmer in den Siegerlisten der verschiedenen Sportarten. In denjenigen Sportarten, in welchen eine hochdifferenzierte Technik entscheidet, sind die älteren den jüngeren nicht nur gleichwertig, sondern zuweilen sogar überlegen. Diese Feststellung stützt sich auf Erfahrungen beim Fechten, Schwimmen und Reiten — im letztgenannten Sport waren 72% der Medaillenträger älter als 30 Jahre. — In diesen Wettbewerben haben die älteren Athleten auf Grund ihrer technischen Erfahrungen einen altersbedingten Vorteil, im Gegensatz z. B. zu den Meisterleistungen im Schwimmen und Boxen, die den unter 20 Jahre alten vorbehalten zu sein scheinen. *Die gleichmäßigste und breiteste Altersstreuung fand sich beim Geräteturnen.* 17jährige und 42jährige konkurrieren hier auf gleicher, durch den großen Altersunterschied nicht beeinflußter Grundlage.

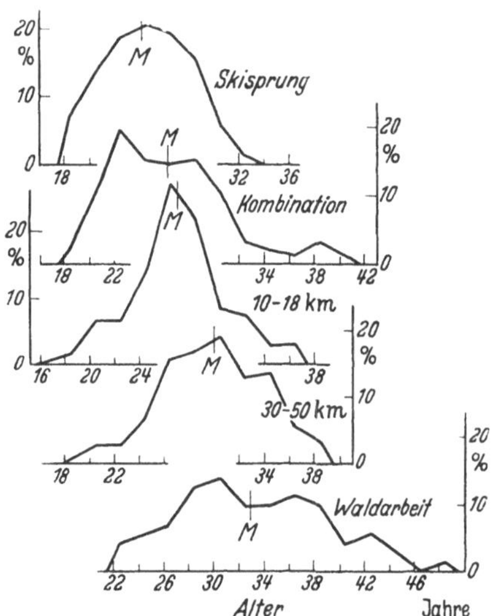

Abb. 50. Altersdifferenzierung hervorragender finnischer Wintersportler und Waldarbeiter (Karvonen).

Ein bedeutender Beitrag zur Frage der Altersdifferenzierung der körperlichen Leistungsfähigkeit ist von Karvonen geliefert worden, der ein sorgfältig ausgewähltes Tatsachenmaterial in statistisch einwandfreier Weise bearbeitet hat. Karvonen analysierte die Altersbreite der Teilnehmer an verschiedenen Skiwettbewerben in Finnland, sowie an Waldarbeiterwettbewerben, über die bereits in gesonderten Mitteilungen von ihm berichtet wurde. Karvonens Material schließt die 5 besten Teilnehmer an den vier wichtigsten Skiwettkämpfen während der Jahre 1931—1950 ein, und zwar wurden 670 Einzeldaten als einwandfrei verwertet. Skistrecken von 10—18 km wurden als „Langlauf"; von 30—50 km als „Dauerlauf"; Skispringen und kombinierter Sprung- und Langlauf als separate Einheiten bearbeitet. Physiologische Untersuchungen über die Waldarbeitermeisterschaften sind von großer Bedeutung. Es gibt in Finnland etwa 200000 Waldarbeiter, von denen jedes Jahr mehrere Tausend an den Wettbewerben teilnehmen. Die 71 Besten, deren Alterstreuung aus Abb. 50 ersichtlich ist, wurden in Ausscheidungskämpfen von insgesamt 4009 Teilnehmern ermittelt. Die Skispringer haben das niedrigste Durchschnittsalter. Die Altersverteilung steigt in folgender Reihenfolge an: kombinierter Sprung- und Langlauf; Langlauf; Dauerlauf; Waldarbeit. Die Signifikanz der Alterskorrelationen ist statistisch gesichert.

Bei den Frauen ist die Holländerin Blankers-Koen bemerkenswert, die im Alter von 32 Jahren als Mutter von 2 Kindern in London 1948 vier Olympische Goldmedaillen erwarb und mit 36 Jahren zwei neue Weltrekorde aufstellte.

Die 33jährige Österreicherin BAUMA gewann 1948 den Speerwurf in London. 12 Jahre vorher, also mit 21 Jahren, war sie bereits Vierte bei den Berliner Spielen gewesen. Mit 45 Jahren gewann im Jahre 1952 die vielfache Weltmeisterin im Florettfechten, die Ungarin ELEK-SCHACHERER, die Silbermedaille; 1936 und 1948 erkämpfte sie sich Olympische Goldmedaillen. Die deutsche Weltmeisterin HELENE MAYER, die mit 19 Jahren in Amsterdam im Jahre 1928 im Fechten siegte, eroberte im Alter mit 40 Jahren die amerikanische Meisterschaft. Die 40jährige Weltmeisterin im Fechten, die Österreicherin ELLEN MÜLLER-PREIS, zeichnete sich in Helsinki beim Fechten wiederum aus, nachdem sie 20 Jahre vorher in Los Angeles Siegerin und 1936 in Berlin Dritte im gleichen Wettkampf geworden war. Mit 32 Jahren bewältigte die amerikanische Schwimmerin FLORENCE CHADWICK aus Kalifornien die folgenden Rekordleistungen: Sie durchquerte den Englischen Kanal am 4. September 1953, die Meerenge von Gibraltar am 20. September 1953, den Bosporus am 7. Oktober 1953 und den Hellespont (in beiden Richtungen) am 9. Oktober 1953.

Im Jahre 1946 wartete der englische Geher BERT COUZENS, 47 Jahre alt, mit der folgenden Leistung auf: er marschierte 1000 englische Meilen in 335 Stunden und brach damit einen 137 Jahre alten englischen Rekord. Er hörte nach Erreichung der ersten 1000 Meilen nicht auf, sondern setzte seine Übung fort und schaffte 2415 Meilen in 912 „Gehstunden".

Ein amerikanischer Gesundheitsapostel, JAMES H. HOCKING, beteiligte sich an einem Gehwettbewerb im Alter von 90 Jahren. Als 60jähriger stellte er einen Gehrekord zwischen New York und Philadelphia auf — 97 Meilen in 19 Std. und 16 min. — HOCKING begann seine Karriere als Wettgeher im Alter von 12 Jahren.

Ein anderer Amerikaner, GEORG HOWE, schaffte im Alter von 92 Jahren die folgende Gehleistung: er legte die 504 Meilen lange Strecke zwischen Savannah und Mobile in den Vereinigten Staaten in 60 Tagen zurück.

Verbesserung der Leistungshöhe der Altersturner zwischen 1928 und 1952.

In der Deutschen Turnzeitung vom Jahre 1929 liegen wertvolle wissenschaftliche Leistungsanalysen der Wettkämpfe beim Deutschen Turnfest in Köln im Jahre 1928 von BACH vor. Auf Grund dieser Unterlagen ist es möglich, die Durchschnittsleistungen des Kölner Turnfestes des Jahres 1928 und 3. Alterstreffens des Deutschen Turner-Bundes in Marburg im Jahre 1952 zu vergleichen. Die Resultate sind in Abb. 51 verdeutlicht. Es zeigt sich eine eindrucksvolle Verbesserung in den 3 Übungen, für welche zahlenmäßige Belege vorliegen. Das Ausmaß dieser Verbesserungen ist erstaunlich. *Es entspricht einer zunehmenden Hemmung des Leistungsabfalls mit dem Alter, welche innerhalb der kurzen Zeitspanne von weniger als 25 Jahren 6—10 Jahre beträgt.*

Weiterhin seien die folgenden Vergleichszahlen angeführt: im Jahre 1928 waren 98,5% der Altersturner zwischen 40 und 51 Jahren alt und nur 1,5% 52 Jahre und älter. Im Jahre 1952 gehörten 40% der Altersturner der Jahresspanne 40—51 an, während 60% der Teilnehmer 52 Jahre und älter waren.

Dies ist ein bemerkenswerter und in seinem Umfange überraschender Befund. Es ist offensichtlich, daß beim Studium der Entwicklungsverschiebungen, bei welchem bisher das Hauptaugenmerk auf die Beschleunigung des Wachstums und der Entwicklung im Jugendalter gelegt worden ist, in Zukunft mehr als bisher die Veränderungen bzw. die progressive Hemmung des Altersvorganges anhand quantitativen Beweismaterials analysiert werden muß. Was sich nämlich an dem oberen Ende der Lebensskala im Rahmen dieser Entwicklungsverschiebungen abspielt, ist von revolutionärer Bedeutung für die Physiologie und für die Soziologie.

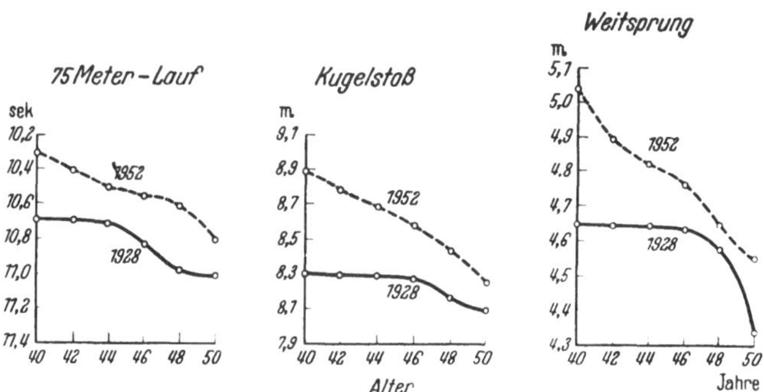

Abb. 51. Vergleich der Durchschnittsleistungen der Altersturner beim Deutschen Turnfest in Köln im Jahre 1928 mit den Leistungen in Marburg im Jahre 1952. Es zeigt sich eine eindrucksvolle Verbesserung in den drei Übungsformen, für welche zahlenmäßige Belege vorliegen. Das Ausmaß der Verbesserung ist überraschend. Es entspricht einer Hemmung des Leistungsabfalles mit dem Alter, welche innerhalb der relativ kurzen Zeitspanne von weniger als 25 Jahren einem chronologischen Äquivalent von 6—10 Jahren entspricht.

Gesetz der Polarität der Entwicklungsbeeinflussung durch Körpertraining.

Das Studium der Jugend- und Altersleistungen im Sport sowie der Trainingswirkungen, die ihnen zugrunde liegen, offenbart das zweite Beispiel einer biologischen Gesetzmäßigkeit, aus der eine zielgerichtete Polarität in der Reaktionsweise des Körpers spricht. Auf S. 33 wurde auf die Tatsache hingewiesen, daß Körpertraining die Tendenz hat, einen Umbau der Proportionsverhältnisse in der Richtung nach dem athletischen Typus in die Wege zu leiten, daß dabei die Dünnen dick und die Dicken dünn werden. Nun zeigt die Betrachtung der Jugend- und Altersleistungen ebenfalls eine gerichtete Reaktionstendenz. Der 17jährige MATHIAS war eben zur Zeit seines Olympischen Zehnkampfsieges schon ein ganzer Mann, das zielbewußte Training hatte die ohnehin vorhandene Entwicklungsbeschleunigung noch weiter intensiviert. Der 40jährige Hürdenmeister FINLAY und der 50jährige Tennischampion BOROTRA waren im Besitz ihrer vollen Manneskraft, als sie mit Erfolg an internationalen Wettkämpfen teilnahmen. *Das sportliche Training beschleunigt die Entwicklung des Jünglings zum Mann und es erhält dem Mann für eine ungewöhnlich lange Zeit die Jugendkraft.* Es spricht vieles dafür, daß diese Gesetzmäßigkeit über die Grenzen des Spezialgebietes hinaus, für das ihre Gültigkeit bewiesen ist, anwendbar ist. Was für die Frage der körperlichen Leistungsfähigkeit zutrifft, wird sich möglicherweise für die zwei anderen Altersmanifestationen bestätigen: für den Abbau der Körperform und für den Zeitpunkt der Manifestierung der Alterskrankheiten.

Mortalität, Alter und Leistungsfähigkeit.

Eine Gegenüberstellung der Mortalitätsanalyse des zunehmenden Alters mit der Altersverteilung der Teilnehmer beim Turnfest zeigt eine eindrucksvolle Diskrepanz. *Nach allen gesundheitsstatistischen Regeln müßte die Hälfte der Turner sich im fortgeschrittenen Stadium einer der im allgemeinen tödlich verlaufenden Alterskrankheiten befinden oder bereits gestorben sein.*

In Abb. 52 ist die Mortalitätsstatistik für die Gesamtbevölkerung für verschiedene Altersgruppen und Krankheiten aufgegliedert. Zur Zeit sterben die meisten Menschen, nachdem sie die 40 Jahrgrenze überschritten haben. Das war keineswegs stets der Fall. Abb. 34 S. 41 erinnert daran, daß bis vor 200 Jahren die durchschnittliche Lebenserwartung der Bevölkerung unter 40 Jahren lag. Wenn wir 100 Jahre zurückblicken könnten, dann würden wir eine viel größere Häufigkeit von Todesfällen per Bevölkerungseinheit sehen: Beerdigungen waren proportional dreimal so häufig wie jetzt. Während Epidemien, die wir in größeren Ausmaßen in Europa und in den Vereinigten Staaten gar nicht mehr kennen, stieg die Todeszahl sogar auf das 20fache. Die Mehrzahl der Sterbefälle betraf Babies, Kinder und Jugendliche. Es gab auch viel mehr Waisenkinder und junge Menschen, deren Berufslaufbahn aus wirtschaftlichen Gründen zerstört war.

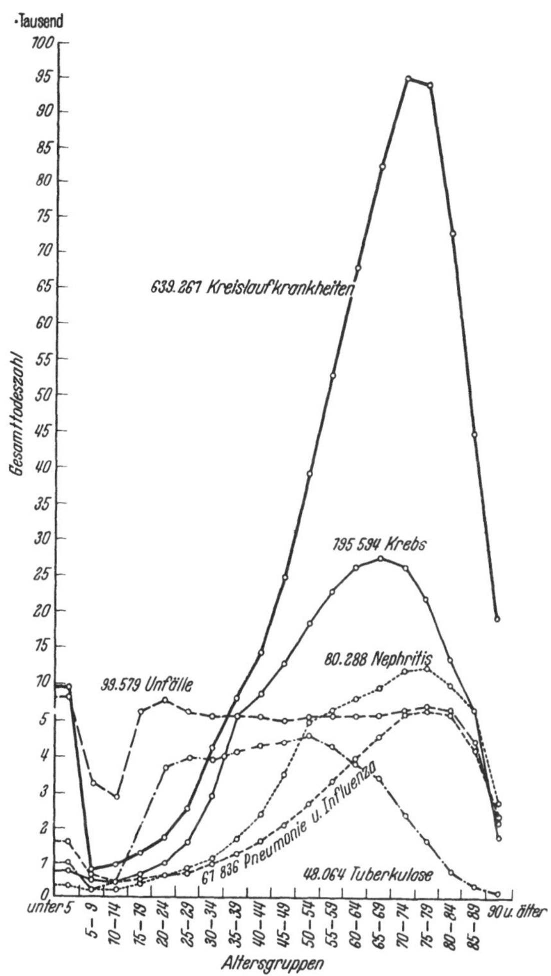

Abb. 52. Übersicht über die Verteilung der Todesursachen in der Gesamtbevölkerung von der Geburt bis ins hohe Alter. Es ist ersichtlich, daß gerade in der Altersgruppe, aus der sich die Teilnehmer am Marburger Treffen rekrutieren, der höchste Prozentsatz von Todesfällen an Herzkrankheiten, Krebs und Nierenerkrankungen zu verzeichnen ist. Der Unterschied zwischen dieser Allgemeintendenz und der Tatsache, daß die Altersturner frei von diesen Krankheiten sind, ist höchst bemerkenswert.

Ich komme zum Hauptbeitrag, den die vergleichende Mortalitätsstatistik zum Thema dieser Untersuchung abgibt: nämlich, daß die medizinische Forschung durch erfolgreiche Bekämpfung der Infektionskrankheiten die wichtigsten Todesursachen des Säuglings-, Kinder-, Jugend- und jüngeren Erwachsenenalters praktisch ausgeschaltet hat; daß dieser historische Prozeß, der um die Jahrhundertwende mit dem Triumph der Bakteriologie und Immunitätslehre anfing, der mit der Einführung der Chemotherapie durch Ehrlich weitergeführt wurde, und mit der Entdeckung der Sulfatpräparate durch Domagk, des Penicillins durch Fleming und des Streptomycins durch Waksman seinen Höhepunkt erreicht hat; daß dieser historische Prozeß dazu geführt hat, daß die Gesamtbevölkerung Europas immer älter wird. Und mit dem Älterwerden kommt eine gänzlich neuartige Krankheitsverteilung und damit eine veränderte Mortalitätsstatistik zur Geltung.

Wie schon erwähnt, haben die Altersturner, mit denen sich diese Arbeit befaßt. ihre ungewöhnliche körperliche Leistungsfähigkeit bewiesen in einer Lebensperiode. die in der Allgemeinbevölkerung durch das Vorkommen von 3 Krankheitsgruppen gekennzeichnet ist, die die Haupttodesursachen unserer Zeit darstellten Herz- und Gefäßerkrankungen, Krebs, Nierenkrankheiten.

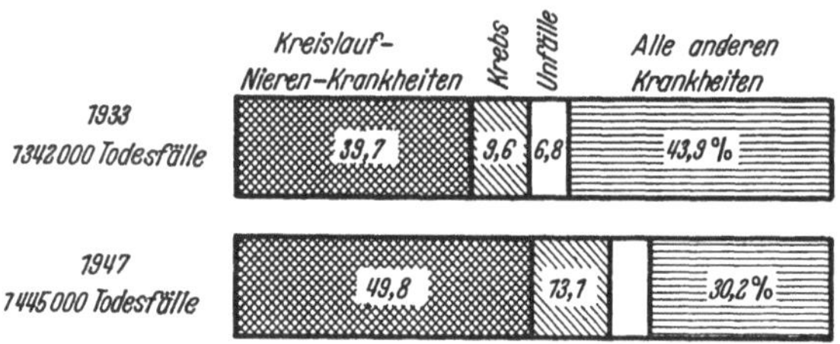

Abb. 53. Zur Zeit verschiebt sich das Prozentverhältnis der zum Tode führenden Krankheiten in der Bevölkerung, wie ein Vergleich der Zahlen aus dem Jahre 1933 bis 1947 zeigt. Herzkrankheiten sind als Todesursache im Anstieg begriffen. Diese Tendenz hat seit 1947 weiterbestanden.

In Abb. 54 ist die Altersverteilung der Gesamtbevölkerung zur Darstellung gebracht worden, und zwar an Hand von englischen Bevölkerungsstudien, deren Ergebnisse seit dem Jahre 1841 vorliegen. Grundsätzlich treffen die darin illustrierten Verhältnisse auch auf Deutschland zu.

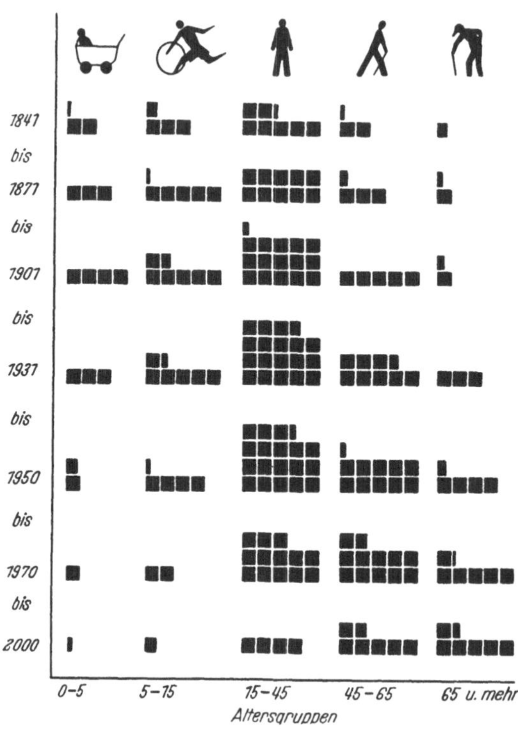

Abb. 54. Die Alterszusammensetzung der Bevölkerung ändert sich im Zuge der Entwicklungsverschiebungen. Zur Zeit gibt es prozentual dreimal so viel Menschen im Alter von über 65, als im Jahre 1900. In 20 Jahren bereits wird sich diese Gruppe um weitere 50% vermehrt haben, während der Anteil der Kinder in der Gesamtbevölkerungszahl im Abnehmen begriffen ist. (Englisches Zahlenmaterial.) Nach TITMUS.

Jedes Quadrat repräsentiert 1000000 Menschen. Die Verschiebungen der Altersverteilung bis zur Gegenwart lassen eine konstante Entwicklungstendenz erkennen, auf Grund derer eine Voraussage bis zum Jahre 2000 möglich ist. Der prozentuale Anteil der Ältesten-Gruppe ist absolut und relativ im Zunehmen begriffen, die Geburtenzahl sinkt, und die Gesamtbevölkerungszahl nimmt ab.

In vieler Hinsicht ist die Darstellung des fortschreitenden Älterwerdens der Bevölkerung in England und Deutschland von größter Bedeutung. Der aus der vorliegenden Untersuchung resultierenden Schlußfolgerung, daß Arbeitsfähigkeit und Lebenskraft bis ins 8. Lebensjahrzehnt erhalten bleiben können. kommt vom menschlichen, wirtschaftlichen und sozialen Standpunkt eine außerordentliche Wichtigkeit zu. Offensichtlich kann auf die Dauer eine prozentual geringer werdende jugendliche Bevölkerungsschicht die ungeheuren Soziallasten nicht aufbringen, die ein immer umfangreicher werdendes öffentliches Altersversorgungsprogramm kostet. Die Verlängerung der Lebensdauer und die Verbesserung der Gesundheits- und Schaffungskraft im Alter sind das Ergebnis von kollektiven Maßnahmen, welche die Gesellschaft durchführt. Die Gesellschaft hat daher das Recht, vom einzelnen Beiträge zu erwarten, die über das Maß dessen hinausgehen, was in der Vergangenheit als recht und billig angesehen wurde.

National-ökonomische Bedeutung der Leistungsverlängerung im Alter.

Die Metropolitan Life Insurance Companie von New York hat auf Grund umfangreicher Erfahrungen eine Tabelle ausgearbeitet, aus welcher der „Geldwert" eines Menschen entsprechend seiner versicherungsmäßig errechneten Lebensaussichten in den verschiedenen Altersstufen ersehen werden kann.

Als Basis für die Errechnung der wirtschaftlichen Bedeutung des Altersturnens dient ein fiktives Individuum, welches z. Z. seiner optimalen Arbeitsproduktivität 5000 DM pro Jahr verdient. Dabei zeigt sich, daß im Durchschnitt ein 60jähriger Mensch in den ihm verbleibenden produktiven Jahren nur noch erwarten kann, insgesamt etwa das 3fache seines optimalen Jahreseinkommens zu verdienen.

Aus der Leistungsanalyse des Marburger Materials geht hervor, *daß physiologisch die Altersturner als Gruppe mindestens 10 Jahre jünger sind als die Durchschnittsbevölkerung gleichen Alters.* National-ökonomisch gesehen setzen wir nun den für das 60. Lebensjahr bestimmten Restverdienstwert um 10 Jahre herauf; d. h. wir nehmen an, daß der Turner auf Grund seines besseren körperlichen Zustandes eine Verdiensterwartung für sein restliches Leben hat, welche der eines ungeübten 50jährigen entspricht. Der Unterschied beträgt etwa DM 20 000.—[1].

Im gesamten Bundesgebiet gibt es heute mehr als $6^1/_2$ Millionen Menschen über 60 Jahre. Wenn wir bei konservativer Berechnung annehmen, daß von diesen drei Millionen Männer sind, und daß von diesen Männern $^1/_3$, also eine Million, durch regelmäßige körperliche Übung eine relative Verjüngung von nur 5 Jahren erfahren würde, dann ergibt sich ein Zuwachs des nationalen Einkommens von 10 Milliarden DM pro Jahr. Bei dieser Berechnung muß zusätzlich erwogen werden, daß die Altersgruppe, von der die Rede ist, z. Z. einen erheblichen Teil des öffentlichen Sozialetats verbraucht, direkt oder indirekt: durch frühzeitigen Tod, frühzeitige Pensionierung, frühzeitiges Auftreten chronischer Degenerationserkrankungen und durch andere Formen des Zusammenbruchs, der eine Unterstützung notwendig macht. Die auf diese Weise errechnete Summe, welche also eingespart werden würde, beträgt nochmals 10 Milliarden Mark.

Ich stelle nun die Hypothese auf, die, wie ich weiß, durch das in dieser Arbeit behandelte Material aufgeworfen, aber nicht bewiesen wird: Daß ein ursächlicher Zusammenhang besteht zwischen dem jahrelangen Turnen und dem gruppenmäßig ungewöhnlich günstigen Gesundheitszustand der Altersturner.

[1] Um die Kalkulierung zu vereinfachen, wurden die Restverdienstzahlen des 50. und des 61. Lebensjahres verglichen (s. Tabelle 16).

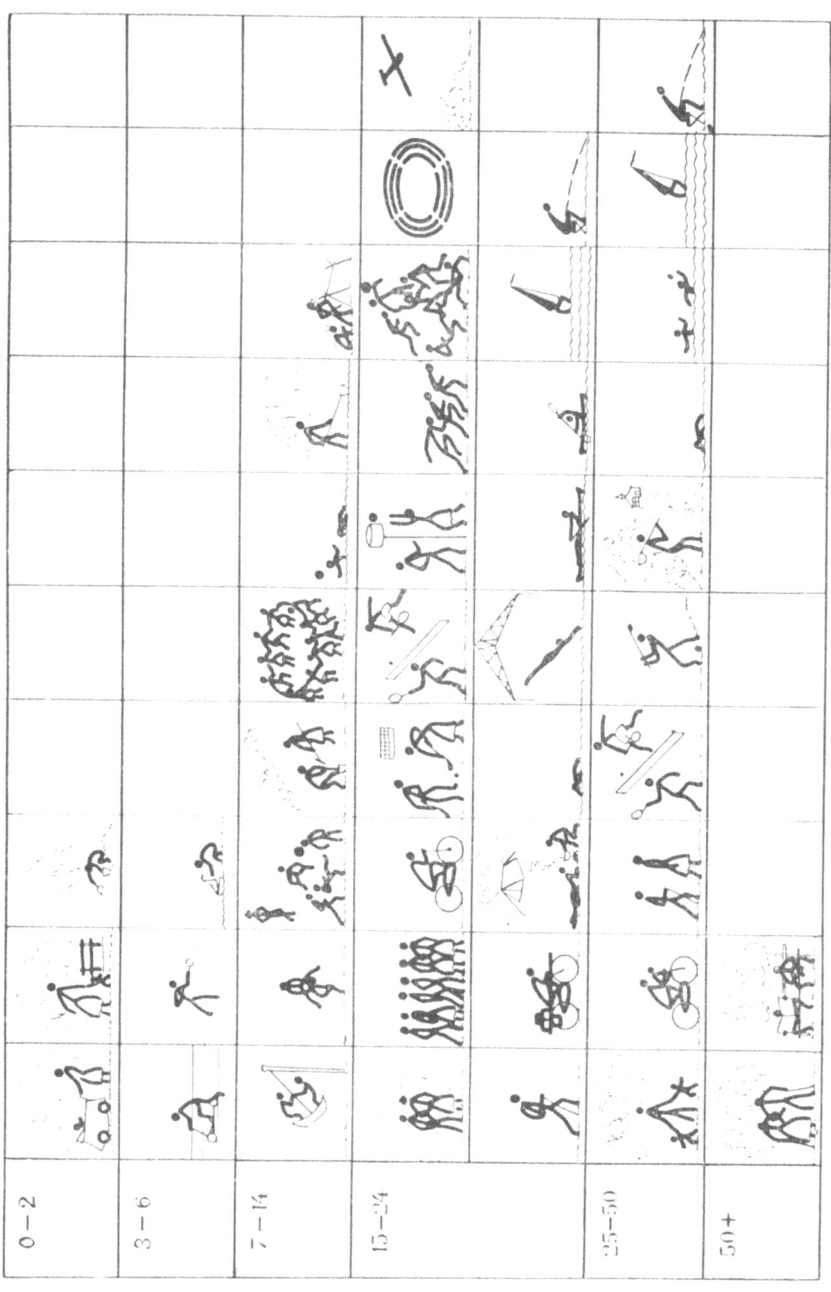

Abb. 55. Das Problem der Altersverteilung der Bevolkerung ist von Wichtigkeit bei der Planung von Turn-, Spiel-, Park- und Erholungsanlagen einer Stadt. In diesem Bild, welches dem amerikanischen Buch "Can our cities survive?" von SERT entnommen ist, wird ein Versuch gemacht, die Spielplatzzuteilung der Altersverteilung der Bevolkerung anzupassen.

Der Schluß wäre dann gerechtfertigt, daß, abgesehen von den in Zahlen nicht ausdrückbaren menschlichen Werten, welche der DTB beisteuert, die Altersturnarbeit der Volksgemeinschaft große materielle Werte schafft und erhält; und daß eine Ausbreitung dieser Arbeit einen wohltätigen sozialen und wirtschaftlichen Beitrag zum Wohlstand des Volkes darstellen würde.

Tabelle 16. *Beziehung zwischen Lebensalter und Gesamtverdienstfähigkeit, kalkuliert auf Grund versicherungsstatistischer Wahrscheinlichkeitsrechnung. Angenommener maximaler Jahresverdienst: 5 000,— DM.*

Alter	DM	Alter	DM	Alter	DM	Alter	DM	Alter	DM
20	60 400	30	61 900	40	51 600	50	34 900	60	17 000
21	61 500	31	61 300	41	50 100	51	33 100	61	15 200
22	62 400	32	60 500	42	48 600	52	31 300	62	13 400
23	63 100	30	49 600	43	46 900	53	29 500	63	11 900
24	63 500	34	58 700	44	45 300	54	27 700	64	10 300
25	63 700	35	57 700	45	43 700	55	25 900	65	8 600
26	63 600	36	56 600	46	41 900	56	24 100	66	7 200
27	63 300	37	55 400	47	40 100	57	22 400	67	5 700
28	63 000	38	54 200	48	38 400	58	20 600	68	4 300
29	62 500	39	52 000	49	36 600	59	18 700	69	2 800

Darüber hinaus wirft die wissenschaftliche Bearbeitung des Marburger Materials die Frage auf, ob *die Zeit nicht gekommen sei, die gesamte öffentliche Rechts- und Verwaltungsordnung, insofern sie auf fixen Lebensstufen aufgebaut ist, einer grundlegenden Revision zu unterziehen.* Dabei muß die rasche Verlängerung der Lebensdauer in den letzten 50 Jahren, die Beschleunigung der Entwicklung, die Verzögerung des Alterns und die Verlängerung der Periode der optimalen Leistungsfähigkeit berücksichtigt werden, so daß Rechte und Pflichten des einzelnen und der Gemeinschaft in einer ethisch verantwortlichen, sozial fortschrittlichen und wirtschaftlich gerechtfertigten Weise gewahrt werden.

Physiologische Grundlagen des körperlichen Trainings, mit Berücksichtigung seiner Hemmungswirkung auf Altersveränderungen.

Tatsachen als solche sind oft langweilig. Sie müssen zu umfassenden Theorien verarbeitet und zu praktischen Problemen in Beziehung gesetzt werden.

A. V. HILL, Lancet **1951**, 947.

Im Jahre 1897 hielt WILLIAM H. WELCH auf dem Jahreskongreß der amerikanischen Ärzte sein klassisches Referat über „Anpassung an pathologische Vorgänge". In diesem Referat faßte er seine sorgfältig durchdachten Konzeptionen der allgemeinen Pathologie zusammen, Konzeptionen, die während seines Aufenthalts in Breslau ausgereift waren. In Breslau war er Assistent von JULIUS COHNHEIM gewesen, den SIMON FLEXNER als den größten Pathologen seiner Zeit bezeichnet hat.

COHNHEIM und WELCH betrachteten die Pathologie nicht als eine statische Wissenschaft. Sie versuchten vielmehr, Theorien zu formulieren, um das dazumal rasch anwachsende Tatsachenmaterial zu interpretieren. WELCH befaßte sich in seinem Referat mit experimentellen Befunden, die darauf hinzuweisen schienen, daß Anpassungen an pathologische Vorgänge keineswegs stets therapeutisch ausgerichtet sind. In pathologischen Anpassungen, sagt er, vermisse man jene zielstrebige Zweckmäßigkeit, welche alle physiologischen Anpassungen auszeichnet. WELCH illustrierte seine Theorie mit mehreren Beispielen. Zunächst befaßte er sich mit dem pathologischen Vorgang der kompensatorischen Hypertrophie des Herzmuskels. Er kam zu dem gleichen Resultat, das vor ihm bereits NOTHNAGEL formuliert hatte, nämlich, daß dieser Anpassungsprozeß keine teleologische Interpretation erlaube. Andere pathologische Reaktionen, schrieb er, lassen gelegentlich einen therapeutischen Zweck erkennen. Aber ebenso oft ist dies nicht der Fall. Reaktionen auf pathologische Vorgänge komplizieren sogar vielfach den Zustand des Patienten, und WELCH wies in diesem Zusammenhang auf allgemein bekannte klinische Beobachtungen über die Entzündung hin. Je schwerer und ausgedehnter der Entzündungsprozeß, so argumentiert er, um so ungünstiger ist im allgemeinen der Zustand des Patienten. Der Chirurg beurteilt die Heilungstendenz von Wunden geradezu auf Grund des Ausmaßes entzündlicher Komplikationen. Das Drainieren von Exsudaten, wie etwa die Entleerung von Eiter aus einem Absceß oder aus einem Empyem, ist eine allgemein akzeptierte Behandlungsmethode. Wie kann man, so fragt er, einen Sinn darin erblicken, daß bei der Lungenentzündung die Alveolen sich mit Eiterzellen, Fibrin und roten Blutkörperchen füllen oder daß bei Meningitis Gehirn und Rückenmark in Serum und Eiter schwimmen? Wenn die Natur keine besseren Waffen besitzt, um den Pneumococcus oder den Meningococcus zu bekämpfen, heißt das nicht einfach, daß der Teufel mit dem Beelzebub ausgetrieben wird?

WELCH kommt zu dem Schluß, daß Adaptionen an pathologische Vorgänge letzten Endes Anpassungen sind, wie sie in physiologischen Situationen beobachtet werden, und zwar dann stets zwecks Einordnung des Körpers an veränderte Umweltsbedingungen. Der Organismus bedient sich also in pathologischen Situationen Methoden, deren wirkliches Anwendungsgebiet das normale Leben ist.

In der Diskussion, die seiner HUXLEY-Gedenkrede im Charing Cross Hospital in London im Jahre 1902 folgte, sagte WELCH:

„Wir haben keinen Grund anzunehmen, daß der Tierkörper mit Fähigkeiten ausgestattet ist, die es ihm gestatten, sich grundsätzlich mit pathologischen Situationen auseinanderzusetzen. Seine Verteidigungswaffen gegenüber Krankheitsprozessen sind vielfach ungeeignet für therapeutische Zwecke, eben weil sie auf physiologische Ziele eingestellt sind. Wie jeder Arzt weiß, üben derartige Anpassungsvorgänge zuweilen einen hemmenden Einfluß auf pathologische Vorgänge aus. In solchen Fällen handelt es sich stets um Zufallswirkungen. Meistens sind derartige Spontanreaktionen ohne therapeutische Bedeutung. Vielfach verschlechtern sie sogar den Gesamtzustand des Körpers."

Anpassungen an pathologische Vorgänge lassen alle Graduierungen der Zweckmäßigkeit erkennen. Gelegentlich haben sie einen therapeutischen Wert; in anderen Fällen sind sie belanglos; oft jedoch führen sie zu einem derartigen Chaos, daß es schwer ist, ein Prinzip der Anpassung überhaupt zu entdecken.

Physiologische Anpassungen.

WELCH faßte seine Ansichten folgendermaßen zusammen:

„Die Natur ist weder gutartig noch grausam, sie ist lediglich gesetzmäßig." Es ergibt sich daher die Frage, welcher Art die Naturgesetze sind, die den Anpassungsvorgängen im Körper zugrunde liegen. Benutzt der Organismus eine konsequente Methode, d.h. folgen seine Reaktionen bestimmten Funktionsdeterminatoren? Und schließlich: Kommt physiologischen Anpassungsreaktionen eine teleologische Bedeutung zu?

Anpassungen an körperliches Training.

MAXWELL schrieb im Jahre 1888: „Der wichtigste Schritt in der Entwicklung jeder Wissenschaft ist die Messung von Quantitäten. Wenn man seiner intellektuellen Neugierde damit Genüge tut, daß man beschreibt, was man beobachtet, kann man anderen Untersuchern zwar einen Dienst erweisen, indem man ihre Aufmerksamkeit auf neuartige Phänomene lenkt. Aber alle wirklichen Fortschritte unseres Wissens verdanken wir Untersuchern, die herausgefunden haben, wieviel von den entscheidenden Dingen vorhanden ist. Meßinstrumente sind in der Tat Symbole derjenigen Fachgebiete, denen sie dienen. Durch Meßinstrumente können allgemeine Beobachtungen quantitativ ausgedrückt werden. Der Astronom benutzt den Zirkel, der Chemiker die Waage und der Wärmephysiker das Thermometer. Unsere gesamte Zivilisation kann symbolisch dargestellt werden durch einen Meßstab, eine Waage und eine Uhr."

Dieser Ausspruch hat seine Gültigkeit auch auf dem Gebiet der körperlichen Erziehung. Eine wissenschaftliche Theorie der Gymnastik muß, wie jede andere Theorie, auf Tatsachenmaterial aufgebaut werden, das in objektiver Form dargestellt und, soweit wie möglich, quantitativ gemessen wird.

Physiologische Anpassungen an körperliches Training sind durch zwei Eigenschaften charakterisiert. Erstens erwecken sie den Eindruck, daß sie einem Ziel zustreben, nämlich der Verbesserung der Leistungsfähigkeit des Körpers. Dabei entfaltet der Körper, wie STARLING als erster gesagt hat, eine autonome Intelligenz. Als eindrucksvollstes Beispiel kann man die allgemeine Leistungssteigerung anführen, die durch Training ausgelöst wird. Diese Beobachtung steht im krassen Gegensatz zu Anpassungen an pathologische Prozesse, welche keineswegs durchweg Funktionsangleichungen nach sich zu ziehen pflegen.

Das zweite Grundgesetz, das eine medizinische Theorie der Leibesübungen erwägen muß, ist, daß Anpassungen an körperliches Training stattfinden, ohne Rücksicht darauf, ob der Organismus gesund ist oder nicht. Wir sind daher oft Zeugen eines Konflikts zwischen zwei diametral entgegengesetzten biologischen Prinzipien, wie das Vorkommen hervorragender Leistungsfähigkeit bei kranken Personen beweist.

Training führt also zu Anpassungen, die die Arbeitsfähigkeit des Körpers verbessern. Die Natur dieser Anpassungen hängt von der Art der Übungsformen ab, die im Training angewendet werden. Sie sind 1. strukturell, 2. dynamisch oder 3. integrativ. Keine dieser drei Anpassungsformen kann isoliert beobachtet werden, obgleich jede für sich mit wohl definierten Übungskomponenten in Beziehung steht: nämlich mit Kraft-, mit Ausdauer- und mit Geschicklichkeitsleistungen.

Darüber hinaus führen alle physiologischen Adaptionen zu einer zweckmäßigen Gesamtanpassung der Persönlichkeit. Diese Gesamtanpassung bezieht Körperbau und Körperproportionen ein, sie steigert Arbeitsfähigkeit und Geschicklichkeit, verbessert die Rezeptivität des Nervensystems und die Leistungskapazität der Muskulatur; darüber hinaus übt sie einen fördernden Einfluß auf die Erholungsfähigkeit des Körpers aus. Sämtliche Anpassungsvorgänge haben das Ziel, die Aktionsfähigkeit des Körpers gegenüber allen Trainingssituationen zu verbessern.

Strukturelle Anpassungen.

Das beste Beispiel für strukturelle Anpassungen an körperliches Training ist die wohlbekannte Hypertrophie des quergestreiften Muskels. Im Jahre 1897 zeigte MORPURGO, daß einzelne Muskelfasern auf mechanische Beanspruchung mit Volumenzunahme reagieren. Muskelgröße und Muskelkraft sind voneinander abhängig. Ein guter Gewichtsheber kann bis 80% mehr wiegen als ein erfolgreicher Marathonläufer (GOTTHARDT), dessen Stärke wiederum nicht mit der des Gewichtshebers verglichen werden kann (BETHE und FISCHER). Der allround Athlet mit seiner kraftstrotzenden Muskulatur besitzt ein höheres spezifisches Körpergewicht als der ihm gewichtsmäßig ebenbürtige, aber leistungsschwächere Nichtathlet (WELHAM und BEHNKE); der erstere besitzt mehr aktives Muskelgewebe, der letztere ist mit nutzlosen Fettmassen belastet.

Hypertrophie des Muskels stellt sich stets ein, wenn kontraktiles Gewebe zunehmenden Widerstand überwindet: das Zwerchfell des Läufers (STRAUSS), der Arm des Schmiedes (DU BOIS REYMOND), der Uterus der schwangeren Frau (COWDRY), das Herz des Hypertonikers (FORBUS), die Arteriolen des Nephritikers (SMITH, WEISS, LILLIE und GAULT), oder die Darmmuskulatur oberhalb einer pathologischen Struktur (ROKITANSKY); sie alle hypertrophieren. Aber nur, wenn die Ursache dieses Adaptionsvorganges im Bereich des Physiologischen liegt, dient die Hypertrophie einem Zweck.

„Die Natur ist weder gutartig, noch grausam, sie ist lediglich gesetzmäßig."

Dynamische Anpassungen.

Ein durch Training gekräftigter hypertrophierter Muskel ist auf Grund seiner anatomischen Anpassungen fähig, größeren Anforderungen an seine Kontraktionskraft gerecht zu werden. Andere Leistungen, wie etwa Daueraufgaben, bedingen andere Formen der Adaption. Muskelhypertrophie als solche fördert Ausdauer nicht. Umgekehrt besitzen „starke Männer" gewöhnlich nur beschränkte Ausdauer, und Langstreckenläufer haben vielfach geringe Körperkraft. Es sei in diesem Zusammenhang erwähnt, daß — im Gegensatz zu weit verbreiteten Ansichten — Kinder im allgemeinen eine gute Ausdauer besitzen.

Die wichtigste Anpassungsreaktion arbeitender Gewebe auf körperliche Dauerleistungen ist eine vermehrte Kapillarisierung, wie sie im Herzen, Gehirn, Rückenmark, der Nebennierenrinde und in der Skeletmuskulatur aufgezeigt worden ist, besonders von PETRÉN in Stockholm. Es ist bezeichnend, daß eine leistungsverbessernde Zunahme der Kapillarisierung nur in solchen Geweben stattfindet, die bei der Arbeit beansprucht werden. Als Gegenbeispiel sei auf die pathologische Hypertrophie des Herzens hingewiesen, eine häufig anzutreffende Begleiterscheinung des Versagens des Kreislaufs, der COHNHEIM bereits sein Augenmerk zugewendet hatte. WEARN betonte, daß in solchen Fällen, abgesehen von der Hypertrophie, vielfach keinerlei morphologische Anomalitäten gefunden werden. Warum aber versagt ein vergrößerter Herzmuskel, dem im übrigen keine nachweisbare Schädigung anhaftet? Man spricht oft von der Myokardverdickung als einem kompensatorischen Vorgang, obgleich in der Tat pathologische Hypertrophie und Herzschädigung synonyme Begriffe sind. Ein hypertrophiertes Herz arbeitet bestimmt nicht besser als ein normales Herz. WEARN zeigte nun, daß in hypertrophierten Herzen die Dichte der Kapillaren verringert ist. Je größer die Herzmuskelmasse, um so weiter werden die Kapillaren auseinander gedrängt. Mit anderen Worten: Die Kapillardichte pro Muskeleinheit nimmt proportional der Zunahme der Herzmasse ab. Je größer das Herz, um so geringer ist die Konzentration der Kapillaren. Wenn man sich diese Befunde vor Augen hält, wird es klar, daß normales Wachstum und pathologische Hypertrophie grundsätzlich verschiedene Vorgänge darstellen. Wachstum des Herzmuskels und Anpassung des Herzmuskels an körperliches Training führen zu einer proportionalen Zunahme der Kapillaren, während pathologische Herzhypertrophie mit einer Abnahme der

Kapillardichte einhergeht. Gleichzeitiges Auftreten beider Anpassungsformen des Muskels, d. h. von Hypertrophie und von einer Zunahme der Kapillardichte, sind spezifische Folgeerscheinungen einer kombinierten physiologischen Reizwirkung. Die beiden Reize können gleichzeitig auf den Muskel einwirken; aber die Tatsache, daß Muskelspannung in spezifischer Weise zu Hypertrophie, und Dauerleistungen zu einer verbesserten Kapillarisierung der Gewebe führen, darf nicht aus dem Auge verloren werden. Diese Gesetzmäßigkeiten sind von Bedeutung für die Auswertung von Lehrmethoden der körperlichen Erziehung. Bestimmte Übungsformen rufen spezifische Gewebsreaktionen hervor. Wir können Massenzunahme verschiedener Körpergewebe — nicht nur der Muskulatur — durch Schwerarbeit erzeugen. Die entwicklungsanregenden "body building courses" des berufsmäßigen Gewichtshebers, welcher einem leichtgläubigen Publikum verspricht, aus jedem Mann einen Herkules zu machen, viele Formen der turnerischen Frei- und Geräteübungen, gewisse leichtathletische Sportarten, der Ringkampf und das Tauziehen, sie alle mobilisieren die reaktive Plastizität des Körpers und haben in der Tat stets muskuläre Hypertrophie zur Folge. Eine Zunahme der Kapillarversorgung des Muskels und anderer an der Arbeit beteiligter Organe kann durch Übungsformen verschiedener Art, wie zum Beispiel Bergwanderungen, Radtouren, Querfeldeinrennen, Spiele oder Langstreckenschwimmen, d. h. durch Tätigkeiten, die an die Ausdauer des Körpers Anforderungen stellen, zustande gebracht werden.

Integrative Anpassung.

Abgesehen von den strukturellen und dynamischen Anpassungen, die das Training verursacht, unterscheidet man eine dritte Form von Anpassung an regelmäßige Körperarbeit, nähmlich die integrative.

Wenn man sich wiederum das Beispiel des Skeletmuskels vor Augen hält, dann wird es klar, daß strukturelle Veränderungen und Zunahme der Kapillardichte die Leistungsverbesserung, die durch Training zustande kommt, nicht erschöpfend erklären. Die eindrucksvolle Eleganz, mit der differenzierte Bewegungen von geübten Sportsleuten oder Künstlern ausgeführt werden, zeigt eine hochentwickelte Bewegungsintegration an. Es ist offensichtlich, daß die motorischen Zentren des Nervensystems während des Trainings eine weitgehende Reorganisation durchmachen. Die Leistungszunahme, die sich dabei einstellt, beruht zum Teil auf einer ökonomischeren Utilisation der Muskulatur des Körpers. Vor vielen Jahren zeigte LEITENSTORFER, wie die Fähigkeit seiner Versuchspersonen, sich absolut ruhig zu verhalten, durch Training verbessert wird. Die Verbesserung der Bewegungskoordination, die auf diese Weise zum Ausdruck gelangt, hat er mittels besonderer Methoden objektiv dargestellt. HUBBARD und STETSON haben wichtige Unterschiede der Bewegungsformen untrainierter und trainierter Sportler definiert. Der technische Leistungsfortschritt eines jeden Pianisten oder Malers, der im Laufe seines Studiums zustande kommt, beruht auf der Anpassungsfähigkeit sowohl als auch auf der schöpferischen Plastizität der Bewegungsintegration seiner Muskulatur.

Diese integrative Wirkung des Trainings beschränkt sich nicht allein auf das willkürliche Bewegungsfeld. Sie erfaßt auch autonome Funktionen.

HELLEBRAND und Mitarbeiter haben nachgewiesen, daß unter dem Einfluß des Trainings auch die Sekretfunktion des Magens und die Ausscheidungsarbeit der Nieren sich anpassen. BEAN und EICHNA fanden weitgehende und offensichtlich zweckmäßige Änderungen der Stoffwechselregulationen während eines mehrere Wochen dauernden Trainingsexperimentes in der Hitzekammer.

Endresultate des Trainings.

Alle strukturellen, dynamischen und integrativen Anpassungen, die durch körperliches Training hervorgebracht werden, dienen einem Gesamtzweck, nämlich dem der Verbesserung der Gesamtleistungsfähigkeit. Das Wort „Leistungsfähigkeit" hat wissenschaftlich nur einen Sinn, wenn man die Übungsformen, die während des Trainings angewendet werden, klar definiert, und wenn man sie in Zusammenhang bringt mit den Persönlichkeitsänderungen, die auf diese Weise zustande kommen.

Einen der bedeutendsten Beiträge, die die medizinische Wissenschaft zum Verständnis des körperlichen Trainings geliefert hat, verdanken wir dem Psychiater ERNST KRETSCHMER, auf dessen grundlegende Lehren über die Beziehungen zwischen Körperbau und Charakter bereits hingewiesen wurde. KRETSCHMERs Ideen basieren auf der Klassifikation der endogenen Psychosen, die KRAEPELIN um die Jahrhundertwende geschaffen hat. KRAEPELIN ging von zwei klinischen Hauptgruppen aus: Von der Schizophrenie und dem manisch-depressiven Irresein. KRETSCHMER erweiterte KRAEPELINs Ideen, und legte neuartiges Tatsachenmaterial vor, welches den Schluß zuließ, daß — gruppen-phänomenologisch — die verschiedenen Formen der schicksalsmäßig bedingten Geisteskrankheiten mit wohldefinierten Körperformen assoziiert sind. Er stützte sich in seiner Klassifizierung auf drei Haupttypen: asthenisch, athletisch und pyknisch. Weiterhin zeigt er, daß eine Beziehung zwischen Körperbau und Charakter nicht nur bei Geisteskranken, sondern auch bei gesunden Menschen vorhanden ist:

„Der Teufel des gemeinen Volkes ist zumeist hager und hat einen dünnen Spitzbart am schmalen Kinn, während der Dickteufel einen Einschlag von gutmütiger Dummheit hat. Der Intrigant hat einen Buckel und hüstelt. Die alte Hexe zeigt ein dürres Vogelgesicht. Wo es heiter und saftig zugeht, da erscheint der dicke Ritter Falstaff, rotnasig und mit spiegelnder Glatze. Die Frau aus dem Volk mit dem gesunden Menschenverstand zeigt sich untersetzt, kugelrund und stemmt die Arme in die Hüften. Heilige erscheinen überschlank, langgliedrig, durchsichtig, blaß und gotisch."

Da die körperliche Erziehung sich mit der Entwicklung des Menschen, der Einflußnahme exogener Reize auf sein Wachstum, mit der Anpassung der Struktur und der Funktion seines Körpers unter dem Einfluß der Muskelarbeit befaßt, muß sie sich auch mit der Frage auseinandersetzen, inwieweit Training sich auf psychologischem Gebiet auswirkt. Anthropometrische Messungen haben eine eindrucksvolle Tendenz der Muskelarbeit aufgezeigt, asthenische und pyknische Körperformen so zu verändern, daß ein mehr athletischer Persönlichkeitstyp zustande kommt.

Wenn wir KRETSCHMERs Klassifizierung der verschiedenen Körperbauformen akzeptieren, dann kann man den Einfluß des Trainings auf die Gesamtform des Körpers folgendermaßen definieren: Die Flügel des anthropometrischen Verteilungsfeldes bewegen sich der Mitte zu. Ein magerer Mensch wird durch Übung stärker, seine Arme und Beine werden kräftiger, seine Schultern und seine Brust dehnen sich aus. Im Gegensatz dazu verliert der aufgedunsene Pykniker überflüssiges Fett, welches zum größten Teil in der Gegend des Bauches, des Beckens und der Oberschenkel abgelagert ist. Je mehr ein Individuum in seiner Erbmasse der reinen asthenischen oder pyknischen Form zustrebt, um so schwieriger ist es, ihn durch Training zu beeinflussen. Je mehr er ursprünglich dem athletischen Typ ähnelt, um so ausgesprochener verändert er sich unter dem Einfluß der Übung.

Derartige Beobachtungen führen zu einer wertvollen Erweiterung unserer Konzeption der Norm. Sie zeigen, daß dieser Begriff nicht rein statistisch definiert werden kann, sondern daß er in das Gebiet der quantitativen Biologie gehört.

Die Tendenz des Trainings, Wachstum und Entwicklung des Körpers derart zu beeinflussen, daß sich alle Anpassungen im Rahmen eines morphologischen Plans vollziehen, ist bemerkenswert; die gleichen körperlichen Erziehungsmethoden machen den Dünnen kräftiger, während der Fette seinen unnützen Ballast verliert. Dieser Umbau beschränkt sich nicht allein auf Rumpf und Glieder. Empfindliche morphologische Indikatoren, wie etwa die menschliche Physiognomie, werden dabei deutlich beeinflußt.

Interpretiert man die körperlichen Anpassungen, die sich während des Trainings einstellen, an Hand von KRETSCHMERs Theorien, dann muß man auch solchen Änderungen der Persönlichkeitsstruktur, die an emotionelle und autonome Funktionen gebunden sind, Beachtung schenken. Im Laufe sportlichen Trainings „lockern" sich introspektiv-schizoide Astheniker auf und entwickeln sich zu offeneren, entspannteren und zufriedeneren Persönlichkeiten. Auf der anderen Seite verlieren mehr oberflächlich veranlagte Pykniker oft ihre launenhafte Einstellung, die dann einer besser disziplinierten, intensiveren und zweckbetonten Geisteshaltung Platz macht. Die Tendenz der körperlichen Erziehung, den Organismus aktionsbereit zu machen, ist so stark, daß nicht nur vielfach physiologische, sondern auch pathologische Widerstände überwunden werden können, wie die bereits erwähnten Beobachtungen hervorragender sportlicher Leistungen kranker Personen zeigen.

Es ist jedoch wichtig, daß man sich der therapeutischen Grenzen der Methode, mit der wir es zu tun haben, bewußt bleibt. Beobachtungen an hervorragenden Athleten mit schweren Erkrankungen des Herzens und Gefäßsystems, an ausgezeichneten Tennis- und Kricketspielern mit unkorrigierten, hochgradigen Reflektionsstörungen der Augen, die das Netzhautbild bis auf ein Fünftel der normalen Schärfe reduzieren, an Langstreckenschwimmern mit schweren Nachsymptomen von Poliomyelitis, an einbeinigen Hochspringern und Skiläufern und an einer erstklassigen Hockeyspielerin mit Myasthenie sind von grundsätzlicher Bedeutung. In allen diesen Fällen haben sich unter dem Einfluß des körperlichen Trainings sensorische, autonome und neuromuskuläre Funktionsverbesserungen eingestellt, die dem hohen Leistungsniveau zugrunde liegen.

Es gibt Krankheiten, welche physiologische Funktionssysteme des Körpers, die bei Muskelarbeit in Aktion treten, direkt beeinträchtigen. In derartigen Fällen ist eine Kompensation oder gar eine Überkompensation durch Training unmöglich, wenn sie bereits zur vollen Manifestierung gelangt sind. *Es spricht vieles dafür, daß die degenerativen Alterskrankheiten und die bösartigen Tumoren zu dieser Gruppe zählen. Es ist nichtsdestoweniger wahrscheinlich, daß vom Standpunkt der klinischen Pathologie hier eines der Hauptanwendungsgebiete der Leibesübungen liegt.* Denn es ist möglich, daß durch lebenslängliches Turnen der Zeitpunkt der Manifestation dieser Krankheiten für viele Jahre hinausgeschoben wird.

Domagk-Effekt.

DOMAGK hat in einer umfassenden Arbeit den gegenwärtigen Stand der klinischen Erfahrungen und der Ergebnisse der experimentellen Forschung über tumorhemmende Substanzen dargestellt. Er hat gezeigt, daß physiologische Produkte als tumorhemmende Substanzen eine große Rolle spielen, daß der menschliche Organismus solche Substanzen selbst hervorbringt, „die bereits entstandene Tumorzellen am Wachstum hindern und sie in ein Latenzstadium versetzen, wie auch sie ganz zur Rückbildung bringen können". Es wäre wichtig, sagte DOMAGK, „die Gestzmäßigkeiten aufzuspüren, unter denen das maligne Wachstum wieder in ein Wachstum normaler Zellen resp. völlige Rückbildung übergeht".

Chemisch hat OTTO WARBURG die wichtige Entdeckung gemacht, daß eine Tumorzelle vorwiegend auf Kosten der Glykolyse lebt und aus diesem Stoffwechselvorgang ihre Energie bezieht, während die normale Zelle bei Anwesenheit von Sauerstoff ihre Energie aus den Oxydationsvorgängen entnimmt. Infolge der mangelhaften Oxydation, aus der die normale Zelle ihre Energie bestreitet, muß die Zelle nun zwangsläufig ihre Energien aus der Spaltung, der Glykolyse, beziehen.

Nun spricht alles dafür, daß die Wechselwirkungen zwischen Oxydation und Glykolyse veränderlich sind. Der Schluß liegt nahe, auf diese Weise die Krebsentstehung zu beeinflussen. In der Tat fordert DOMAGK „alles zu fördern, was den Zellen eine bessere Ausnutzung der Oxydationsvorgänge ermöglicht". Er empfiehlt Maßnahmen, die die Zellatmung anreizen anstatt sie zu verschlechtern, „wie es in unseren Mammutgroßstädten ohne genügend Grünanlagen, Parks, Sportplätze usw. in Zukunft zunehmend der Fall sein wird". Er verlangt „genügend Möglichkeiten zu beruflicher oder sportlicher Tätigkeit in frischer Luft, nicht nur bei Jugendlichen, sondern *besonders bei den krebsgefährdeten älteren Jahrgängen*".

DOMAGK glaubt, daß im menschlichen Körper viel häufiger Krebszellen entstehen, als wir vermuten, daß aber der normale Organismus über wirksame Abwehrfunktionen verfügt, die ihr Weiterwachsen hindern. Nur wenn diese Abwehr zusammenbricht, kommt es zur Ausbildung eines unaufhörlich fortschreitenden Tumors. Offenbar geht im alternden Organismus diese Abwehrkraft mehr und mehr verloren, was wohl mit der „natürlichen" Alterung des Stützgewebes, des reticulo-endothelialen Systems und der lymphatischen Organe zusammenhängt[1].

---

[1] Während des Alterstreffens in Marburg versah das Rote Kreuz einen ausgezeichnet vorbereiteten Unfalldienst, der von zwei Ärzten geleitet wurde. Genaue Aufzeichnungen über jeden Fall, bei dem Hilfeleistung nötig war, standen nach Abschluß der Wettkämpfe zur Verfügung. Es waren außer den bei allen Sportfesten üblichen leichten Muskel- und Sehnenverletzungen keinerlei Sportschäden aufgetreten, die, wie man vielleicht meinen könnte, den alternden Körper gefährden, wenn er sich körperlicher Belastung aussetzt. In anderen Worten: Eine Anpassung an das Training hatte stattgefunden, die über das in der Leistung selbst verankerte Ziel hinausgeht. Denn daß untrainierte alte Leute beim Sport ganz besonders Verletzungen ausgesetzt sind, unterliegt keinem Zweifel.

Kein Fall von Coronar-Verschluß kam unter den Marburger Turnern vor. Medizinalstatistisch hätte man angesichts der Anzahl und der Altersverteilung der an dem Treffen teilnehmenden Turner einige Fälle von Angina-pectoris und Tod während der drei Tage des Treffens erwarten können. Daß keine solchen Fälle zur Beobachtung gelangt sind, ist interessant und wahrscheinlich kein Zufall.

Die Beobachtung einer großen Gruppe hochleistungsfähiger Menschen im Alter von 40—84 Jahren, bei denen ein durch Training entwickelter ungewöhnlich guter Funktionszustand gekoppelt ist mit einem ganz unerwarteten Fehlen der Alterskrankheiten, läßt die Frage nach der ursächlichen Abhängigkeit dieser Befunde in den Vordergrund treten. Natürlich kann es sich um einen einfachen Selektionsprozeß handeln. Es ist jedoch vorstellbar, daß die Pathogenese der Tumoren der der anderen degenerativen Altersabbauvorgänge und Alterskrankheiten verwandt ist, und daß aus bisher unbekannten Gründen die klinischen Manifestationen der Störungen von Fall zu Fall verschiedene Formen annehmen. *Wir bezeichnen daher die in dieser Arbeit aufgezeigte Hemmungswirkung des Trainings auf den Altersabbau der Leistungsfähigkeit als den Domagk-Effekt* und stellen die Frage zur Diskussion, ob eine zeitliche Hemmung des Auftretens der Alterskrankheiten diesem Phänomen zugeordnet ist.

Immunität.

Bei einer Reihe von Krankheiten ist der Einfluß des pathologischen Prozesses auf die Leistungsfähigkeit derart, daß körperliches Training gar nicht in Frage kommt, z. B. bei den meisten Infektionskrankheiten, Tuberkulose und vielen Formen der Anämie. Die normale humorale oder Gewebsimmunität wird, wie ich gezeigt habe, durch körperliches Training nicht beeinflußt. In Einzelfällen, z. B. während der symptomlosen Phase der Poliomyelitis, können Überanstrengungen und Abkühlung sogar das Auftreten der Lähmungsform der Krankheit begünstigen.

Immunkörper sind Nebenprodukte des normalen Zellstoffwechsels. Diese Theorie wurde zum ersten Male von Paul Ehrlich in seiner Nobelpreisrede im Jahre 1908 formuliert. Sie ist heute endgültig bewiesen. Im Gegensatz zu weitverbreiteten Ansichten gibt es keine Beweise, daß hohe körperliche Leistungsfähigkeit mit einer ungewöhnlichen Widerstandsfähigkeit gegenüber den Infektionskrankheiten synonym ist.

Körperliches Training gewährleistet keinen universellen Schutz gegenüber Infektionskrankheiten. Körperliches Training führt nicht einmal zu einer allgemeinen Zunahme der Konzentration normaler Immunstoffe, deren Einfluß ohnehin nicht mit dem nichtphysiologischer Substanzen, wie etwa der während der zwei letzten Jahrzehnte gefundenen chemotherapeutischen und antibiotischen Heilmittel, verglichen werden kann. Diese Heilmittel sind eben deswegen von solcher praktischen Bedeutung, weil physiologische Anpassungen gegenüber den meisten Infektionskrankheiten therapeutisch wirkungslos sind.

Wie die Ergebnisse der Altersuntersuchungen beweisen, muß die Frage des Gesundheitswertes des körperlichen Trainings von Fall zu Fall beurteilt, und jedes pathologische Problem von diesem Standpunkt aus neu untersucht werden. Körperliches Training übt seinen Einfluß auf normale Gewebe und auf normale Funktionen aus. Bei zahlreichen Krankheitsformen, besonders denjenigen, die nicht progressiver Natur sind, sind allein Körperstrukturen betroffen, deren Funktionen bei Muskelarbeit nicht in Aktion treten. In solchen Fällen kann sportliches Training die Leistungsfähigkeit des Körpers weitgehend verbessern. Alle modernen medizinischen Methoden der Wiederherstellung der Funktionsfähigkeit des Körpers nach rheumatischem Fieber, Poliomyelitis, Amputationen oder psychologischen

Traumen, um nur einige Beispiele zu nennen, basieren auf diesem Prinzip. Dagegen werden Infektionskrankheiten durch körperliches Training kaum beeinflußt.

Das Zentralnervensystem spielt in diesem Zusammenhang eine wichtige Rolle. Viele physiologische Anpassungen, die durch körperliches Training normalerweise zustande kommen, sind reversibel, d.h., wenn das Training unterbrochen wird, gehen sie zurück oder verschwinden. Ein Sportler, der sein Training aufgibt, verliert rasch seine „Form". Aber die Repräsentation des Bewegungsvorganges, den er einstmals gemeistert hat, bleibt in seinem Gehirn fest verankert und kann jederzeit rasch wieder mobilisiert werden, wenn das Training, durch das sie einst zustande gekommen ist, wieder aufgenommen wird.

Der kategorische Unterschied zwischen Anpassungen an pathologische und an physiologische Situationen ist der, daß Anpassungen an pathologische Vorgänge durchaus nicht immer einen therapeutischen Zweck erkennen lassen, während Anpassungen an physiologische Situationen von einer autonomen Intelligenz geleitet zu sein scheinen.

Offenbar gehören die Alterserscheinungen zu den disintegrativen Störungen eines komplexen physiologischen Vorganges, über dessen Natur das weitere Studium des das Alter hemmenden Effektes langdauernden Körpertrainings Aufklärung schaffen wird.

Dem in dieser Mitteilung dargestellten Tatsachenmaterial kommt eine physiologische Bedeutung zu, weil es erstmalig eine altershemmende Wirkung des Trainings aufzeigt. Für eine der Hauptkomponenten des Alterns ist eine solche Wirkung endgültig bewiesen: Für den Leistungsabfall. Darüber hinaus ist es denkbar, daß nicht nur der Verfall der Körperform, sondern auch der Zeitpunkt des Auftretens degenerativer Alterskrankheiten und der bösartigen Geschwülste durch langjähriges Körpertraining gehemmt wird.

Im Jahre 1927 schrieb Prof. LAWRENCE J. HENDERSON in einer ausgezeichneten Einleitung zur ersten englischen Übersetzung von CLAUDE BERNARDs „Einführung in die Experimentelle Medizin":

„Die verschiedenen Zweige der Wissenschaft sind weder gleichwertig, noch behalten sie ihre Rangordnung im Verlaufe der Entwicklung der menschlichen Gesellschaft bei. Während der letzten 250 Jahre hat das Studium der Physik und insbesondere der Mechanik alle anderen intellektuellen Interessen in den Schatten gestellt und den stärksten Einfluß auf die europäische Zivilisation ausgeübt. Die Voraussage mag gerechtfertigt sein, daß, wie CLAUDE BERNARD schrieb, eine Zeit kommen wird, in der die Physiologie die führende Rolle unter den Wissenschaften einnehmen wird. Eine solche Umwertung der Werte der Wissenschaften wird stattfinden, sobald mittels experimenteller Forschungsmethoden eine rationelle Theorie des menschlichen Organismus formuliert werden kann."

Die Einbeziehung einer gerontologischen Physiologie in das Studium der klinischen Medizin rückt den Zeitpunkt der Verwirklichung einer solchen Prophezeiung näher, und damit eine Ära der Bereicherung individuellen und sozialen Lebens und Erlebens, menschlicher Werte und menschlicher Freiheit.

Literatur.

Analysis of Reports of Physical Examinations. Washington, D. C. 10. Nov. 1941.

BACH, F.: Die Wettkampfleistungen in Köln und deren Abhängigkeit von Körpergewicht, Körpergröße und Alter. Dtsch. Turnztg. **1929**, Nr. 48—51.

BENNHOLDT-THOMSEN, L.: Die Entwicklungsbeschleunigung. Erg. inn. Med. **62**, 1153—1237 (1942).

– Wachstumsprobleme. Z. Kinderheilk. **17**, 101—109 (1948).

– Entwicklungswandlung. Studium gen. **4**, 288—290 (1951).

BETHE: Pflügers Arch. **222**, 334 (1929).

– u. FISCHER: Die Anpassungsfähigkeit (Plastizität) des Nervensystems. Handbuch der normalen und pathologischen Physiologie. Berlin: Julius Springer 1932.

BLEULER, E.: Lehrbuch der Psychiatrie. Berlin: Springer-Verlag 1949.

CANNON: The Wisdom of the Body. 2nd Ed. New York: Norton 1939.

CLUVER and JOKL: S. Afric. J. Sci. **37**, 384 (1941).

— — Research in Physical Education (Monograph). S. Afr. J. Sci. **38** (1942).

— — Amer. Heart J. Sept. 1942.

—, DE JONGH and JOKL: S. Afric. J. Sci. **38**, 211 (1942).

COLLINS: The Health of the School Child. U.S. Publ. Health Serv. Bull. 200. Washington. D. C. 1931.

COWDRY: A Textbook of Histology. London: H. Kimpton 1939.

CURETON, T. K.: Physical Fitness. London: Kimpton 1947.

Deutscher Turnerbund. Punktwertung. (Bd. 3 der Handbücher des DTB). Frankfurt: Limpert 1951.

DIEHL: Healthful Living (2nd Ed.). New York: McGraw-Hill 1942.

DIEM, C.: Die Altersbreite der Körperleistung. Leibesübungen, Sportarzt, Erziehung. 4—6. (April—Juni), S. 40, 1952.

DOMAGK, G.: Welche Erkenntnisse über den Krebs vermittelt uns die experimentelle Krebsforschung? Münch. med. Wschr. 12. 9. 1952.

DRUMMOND: Brit. Med. J. **2**, 413 (1940).

DUBLIN: Harper's Monthly Magazine. July 1928.

—, L. I., and A. J. LOTKA: Length of Life. New York: Ronald 1936.

DU BOIS-REYMOND: Popular Science Monthly. 21. 317. New York 1882.

EHRLICH: Beiträge zur Experimentellen Pathologie und Chemotherapie. Leipzig: Akad. Verlagsges. 1909.

FLEXNER, A.: Siehe unter WELCH.

– and F. FLEXNER: William Henry and the Heroic Age of American Medicine. New York: Viking Press 1949.

GOTTHARDT: Münch. med. Wschr. **76**, 1117 (1929).

HELLEBRANDT: Amer. J. Physiol. **112**, 162 (1935).

—, BROGDON and HOOPES: Amer. J. Physiol. **112**, 442 (1935).

– and DIMMITT: Amer. J. Physiol. **107**, 364 (1934).

– and MILES: Res. Quart. **1**, 73 (1934).

– and TEPPER: Amer. J. Physiol. **107**, 355 (1934).

—, WALTERS and MILLER: Amer. J. Physiol. **116**, 168 (1936).

HENDERSON, L.J.: In CLAUDE BERNARD, Introduction to the Study of Experimental Medicine. New York: Schuman 1927.

HERXHEIMER: Z. klin. Med. **111**, 376 (1929).

HUBBARD: J. Gen. Psychol. **20**, 315 (1939).

– and STETSON: Amer. J. Physiol. **124**, 300 (1938).

HUNTEMÜLLER: Arb. Physiol. **1**, 7 (1929).

JOKL: Arb. Physiol. **1**, 296 (1929).

– Z. Neur. **129**, 460 (1930).

– Z. exper. Med. **77**, 769 (1931).

– Menarche, Growth and Physical Efficiency. Nature (Lond.) **16**, 46 (1946).

– and CLUVER: J. Amer. Med. Assoc. **116**, 2383 (1941).

—, —, GOEDVOLK and DE JONGH: Training and Efficiency. An Experiment in Physical and Economic Rehabilitation. S. A. Inst. for Med. Research. Johannesburg 1941.

JOKL, CLUVER and T. DE JONGH: Some physiological subdeterminators of the reaction of the human organism to physical training. S. Afric. J. Sci. Jan. 1942.
— and MELZER: S. Afric. J. Med. Sci. **5**, 4 (1940).
— and SUZMAN: Amer. Heart. **23**, 761 (1942).
JOLLIFFE, GOODHART, GENNIS and CINE: Amer. J. Med. Sci. **2**, 198 (1947).
KARVONEN: Alter und Sportprestation, Sportmedizin. Freiburg i. Br.: Sept. 1953.
KOCH, E. W.: Über die Veränderung menschlichen Wachstums im ersten Drittel des 20. Jahrhunderts. Leipzig: J. A. Barth 1935.
KOHLRAUSCH: Results of Medical Studies at XI. Olympic Games in Amsterdam 1928. Zusammenhänge von Körperform und Leistung. Ed. by F. J. J. Buytendijk. Berlin: Julius Springer 1939.
KRETSCHMER, K.: Körperbau und Charakter. Berlin: Springer-Verlag 1951.
LEITENSTORFER: Das militärische Training auf physiologischer und praktischer Grundlage. Stuttgart: Enke 1897.
LOCKE: J. Infect. Dis. **60**, 106 (1937).
— and MAIN: J. of Immunol. **36**, 173 (1939).
LOWMAN: J. Health and Physical Educat. **12**, 398 (1941).
LU and PLATT: Biochemic. J. **33**, 1538 (1939).
MCFARLAND: Brit. Med. J. **1**, 412 (1940).
MEAKER and JOKL: S. Afric. J. Sci. **38**, 259 (1942).
MEREDITH, H. K.: Use of Body Measurements in the School Health Program. Amer. J. Publ. Health **36**, 12 (1946).
MORPURGO: Pflügers Arch. **1897**, 522.
PATTY and VAN HORN: J. Health a. Physic. Educat. **6**, 25 (1935).
PEARL, R., and A. PEARL: The Ancestry of the Long-Lived. Johns Hopkins Press 1934.
PEARSON, KARL: Siehe DUBLIN.
PERLA and MARMORSTON: Natural Resistance and Clinical Medicine. Boston: Little and Brown 1941.
PETREN, SJÖSTRAND and SYLVEN: Arb. Physiol. **9**, 376 (1936).
— and SYLVEN: Jb. Morphol. Mikroskop. Anat. **80**, 439 (1937).
PFUHL, W.: Wachstum und Proportionen. Handbuch der Anatomie des Kindes. München: Bergmann 1928.
REINDELL, H.: Diagnostik der Kreislauffrühschäden. Stuttgart: F. Enke 1949.
ROBINSON, SID.: Experimental Studies of Physical Fitness in Relation to Age. Arb. physiol. **1938**, 251.
ROKITANSKY: Handbuch der Pathologischen Anatomie. 2., S. 348. Vienna 1944.
SACHS: Handbuch der Pathogenen Mikroorganismen. II, Part 35, 779—913. Berlin und Wien 1920.
SAFFORD: Milit. Surgeon (USA) **1942**, 630.
SELYE: J. Pharmacol. a. Exper. Ther. **64**, 2 (1938).
— Amer. J. Physiol. **123**, 758 (1938).
SERT, J. L.: Can our Cities Survive? Harvard Univ. Press 1942.
SIMONSON: Handbuch der Normalen und Pathologischen Physiologie. XV. Correlationen I/1. S. 519—586. Berlin: Julius Springer 1930.
SMITH, WEISS, LILIE and GAULT: Cardiovascular-Renal Disease. New York: D. Appleton Century Co. 1940.
SPAETH: Amer. J. Hyg. **5**, 839 (1925).
STAMMER: Brit. Med. J. **1**, 295 (1940).
STEINDLER: Mechanics of Normal and Pathological Locomotion in Man. London: Bailliere Tindall & Co. 1935.
STEINHAUS: J. Physiol. Rev. **13**, 103 (1933).
— Ann. Rev. Physiol. **111**, 709 (1941).
STRAUSS: Z. exper. Med. **106**, 119 (1939).
SUZMAN: Clin. Proc. **1**, 205 (1942).
TIEMANN: Verh. dtsch. Ges. inn. Med. **48**, 217 (1936).
TITMUS, R., and K. TITMUS: Parents' Revolt. London: Secker and Warburg 1942.
VANNOTTI and PFISTER: Arb. Physiol. **7**, 127 (1933).

WACHSMUTH: Dtsch. Militärarzt **2** (5) (1937).
WARBURG, OTTO: Der Stoffwechsel der Tumoren. Berlin: Julius Springer 1929.
WEARN: The Harvey Lectures, Series XXXV. p. 243—270. Science Press USA 1939—1940.
WELCH, W. H.: Adaptation in pathological processes 1897. Neudruck. Baltimore: Johns Hopkins Medical Press 1937.
WELHAM and BEHNKE: J. Amer. Med. Assoc. **118**, 298, 501 (1942).
WERTHMANN: Dtsch. Militärarzt **2** (10), 393 (1937).
WHITE, PAUL: Heart Disease. New York: MacMillan 1951.
WILLIAMS, MASON and SMITH: Proc. Staff Meet. Mayo Clinic **14**, 787 (1939).
—, —, WILER and SMITH: Arch. Int. Med. **66**, 785 (1940).